Was weiß der Psychiater vom Menschen?

Unterwegs in der Psychiatrie:
Menschenbild, Krankheitsbegriff und
Therapieverständnis

2., überarbeitete und erweiterte Auflage

von

Christian Scharfetter

Verlag Wissenschaft & Praxis

Bibliografische Information der Deutschen Nationalbibliothek

Die Deutsche Nationalbibliothek verzeichnet diese Publikation in der Deutschen Nationalbibliografie; detaillierte bibliografische Daten sind im Internet über http://dnb.dnb.de abrufbar.

ISBN 978-3-89673-631-4

© Verlag Wissenschaft & Praxis
Dr. Brauner GmbH 2012

D-75447 Sternenfels, Nußbaumweg 6
Tel. +49 7045 930093 Fax +49 7045 930094
verlagwp@t-online.de www.verlagwp.de
Druck und Bindung: Esser Druck GmbH, Bretten

Alle Rechte vorbehalten

Das Werk einschließlich aller seiner Teile ist urheberrechtlich geschützt. Jede Verwertung außerhalb der engen Grenzen des Urheberrechtsgesetzes ist ohne Zustimmung des Verlages unzulässig und strafbar. Das gilt insbesondere für Vervielfältigungen, Übersetzungen, Mikroverfilmungen und die Einspeicherung und Verarbeitung in elektronischen Systemen.

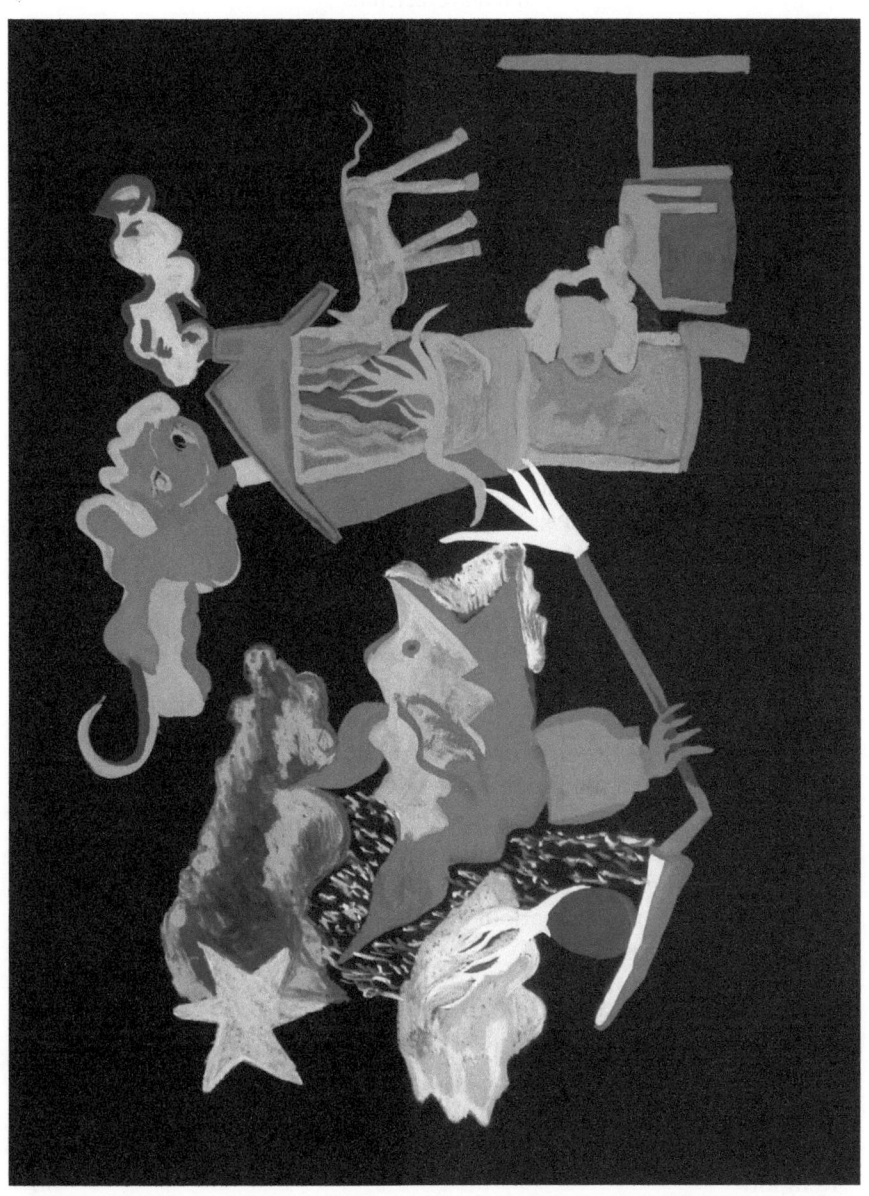

Künstlerische Kreativität bei Patienten: siehe Kommentar auf Seite 167.

Inhalt

Vorwort zur 1. Auflage	7
Vorwort zur 2. Auflage	13

Von der Schönheit fragenden Denkens — 15
- Die Kultur des fragenden Denkens — 17
- Klinische Kultur — 19
- Der Weg des homo viator — 22
- Tua res agitur — 23
- Weisheit — 23
- Der Mut zum Selbstsein — 24
- Ein Blick in die Geschichte — 25
- Dissoziation und Synthese — 28
- „Was weiß der Psychiater vom Menschen?" — 35
- Bewusstsein als Ermöglichungsgrund von Lebendigkeit — 38
- Das Hirn kreiert Bewusstsein: das Paradigma der Neurobiologie — 38
- Das *eine* Bewusstsein mit den Funktionen Affekt und Kognition — 40
- Menschenbild und Wertwelt — 44

Logos und Mythos, Empirie und Methodik — 47
- Perspektivität begrenzt die Sichtweite — 47
- Intersubjektivität und interpersoneller Konsensus — 48
- Individuelle Selektion und Deutung — 50
- Erfahrung – lebensführend und verführend — 52
- Bild-Gestaltung und Narration — 54
- Logos und Mythos — 55
- Der Mensch als Mythopoet — 55
- Szientistische Empirie — 56
- Personalität und Biographie — 57
- Sinnsuche, Sinnfindung, Sinngebung — 58

Religion, Spiritualität, Mystik — 61
- Religion — 62
- Spiritualität — 63
- Transpersonal — 66

Inhaltsverzeichnis

Mystik	67
Psychiatrie und Religion	69
Bewusstseinsbereiche, Bewusstseinszustände, Auslöser	70
Religiöse Themen bei psychiatrischen Erkrankungen	74
Persönlichkeit, Persönlichkeitsentwicklung und Religion	75
Religiöse Sondergruppen, Sekten, Kulte	76
Religiös-spirituelle Methoden	76
Krisen	77
Religion und Psychotherapie	79
Die Suche nach dem Selbst – welchem?	80
Vorsicht vor den „Meistern"	82
Der Weg	83
Psychopathologie gewährt einen Blick in die Werkstatt der Seele	**85**
Fremdbeobachtung und Introspektion	85
Das gemeinsam Menschliche	87
Die Person im Ringen um ihren Bestand	88
Wahn und Halluzination als notgeborene Gestaltungen	89
Die Funktion von Symptomen	90
Die Ich-Stütze des Idols	90
Vulnerabilität und Psychasthenie	92
Selbstverfangenheit und Selbstaufgabe	93
Verzerrte Pathologie- und Pathogenitäts-Attributionen	95
„Es geht immer um mich"	97
Die Bewusstseinsgestalt Ich	98
Ich und Selbst	99
Kontroll-Ich, Selbstaufgabe, Sich-Verrennen	101
Sucht – Siechtum des Ich – und die eigentliche Heimat	104
Heimkehr ins Alleine	107
Normen und Leiden	**111**
Normen und ein Schichtenmodell der Persönlichkeit	111
Die persönliche und kulturelle Prägung von Normen-«Wissen»	113
Die Normalität des Leidens	113

Die Differenzierung des Leidens 115
Leidfreiheit – ein illusionäres Ziel 118
Ethik-Normen 119
Die falsche Pathologisierung des Nonkonformen und des Bösen 128
Kultureller Relativismus vs. Universalismus 131

Kranksein und Krankheit 133
Krankheit als Infirmität 133
Viele Aspekte des Krankseins 135
Psychodynamisches, Funktionelles und Sinn-Deuten 143
Krankheit, Kreativität, Kunst 144

Symptome – Wegweiser zur Therapie 151
Symptome und Syndrome 151
Psychopathologie weist den Weg zur Therapie 155

„Ich bin ein Mensch wie ihr" – Selbstmitteilungen 163
Die interpersonelle Abhängigkeit des Selbsterlebens 164
Die Patienten – Lehrmeister der Ich-Störungen 165
Prodromale partizipatorische Identifikation des Fremdlings 168
Selbstentfremdung und Verlust der Intersubjektivität 176
„Ich bin nicht" 177
Selbstschilderung einer Psychose 178
Ich und die Welt sind eines 185
Der Körper – ein Teil des Ich (Leib-Ich) 191
Wortneubildungen 194
Ich-Untergang und Denkzerfall 198

„Wachehalten vor dem Tor des Herzens" 199

Literatur 201

Vorwort zur 1. Auflage

„Was weiß der Psychiater vom Menschen?" – Vor mehr als drei Jahrzehnten traf mich diese schlichte Frage eines Psychiatriepatienten, der nicht wissen konnte, dass er einen fragte, der sich schon Jahre mit eben dieser anthropologischen Neugier in Medizin und Psychiatrie bewegte. Und all die Jahre bis heute ist diese Frage lebendig gegenwärtig geblieben: was wissen wir, meinen wir zu wissen vom Menschen in gesunden und kranken Tagen?

Von diesem Unterwegssein als Psychiater, Kliniker, Psychopathologe und Therapeut, als Forscher und akademischer Lehrer bringt der vorliegende Text einige Fundstücke: Fragen, Überlegungen, Ansichten. Ich bin dabei des psycho-grammatischen Charakters eines solchen Schriftstücks und auch der gewissen Naivität eingedenk, die einen überhaupt schreiben lässt. Was sich in der Gegenwart des Augenblicks und im präsentischen Lebensabschnitt ereignet, hat seine Werdensgeschichte. Diese zu kennen, brauchen wir für unser Verständnis des Geschehens. Der Blick in die Geschichte liegt dem Psychiater nahe. So wie er in der Anamnese der Biographie, der lebensgeschichtlichen Entwicklung nachspürt und dabei nicht nur den Daten und äußeren Fakten, sondern all den vielen Wegspuren der inneren Geschehnisse und Verarbeitungsweisen nachgeht, Verbindungen herstellt und daraus ein Bild erhält von Schwächen und Stärken, von Wegen und Umwegen, mutigem Aufbruch und ängstlichem oder müdem Verzagen oder gar Zerbrechen – so gewinnt er im Zwiegespräch mit den Vorgängern im Fach viele Einsichten in deren Suchwege, deren Antworten, Konzepte, ihr Menschenbild, ihr Wissenschaftsverständnis und in ihre Praxis.

Meine Wirkstätte war mehr als dreißig Jahre die Psychiatrische Universitätsklinik Zürich, das Burghölzli, so sehr geprägt von Eugen und Manfred Bleuler. Daher ist meine Geschichtsperspektive auch die auf die Bleulersche Schule, speziell ihr Schizophrenieverständnis. Aber das war zu ergänzen um die Psychiater vor Kraepelin und Eugen Bleuler[1]. Denn allzu eingeengt war der historische Blick vieler auf das Fach, als ob es eine „wirkliche, ernstzunehmende" Psychiatrie erst seit diesen Autoren gäbe – ähnlich wie viele meinen, Psychotherapie gäbe es erst seit Freud.

In der Verbindung von Klinik, Forschung und Lehre gestaltet sich das Suchen, Fragen, Wagen, Prüfen des Gefundenen. Unabgeschlossen bleibt das Wissen. Wir haben immer weiterzugehen, schwanger mit Fragen, ohne den Drang, dieses Fragen allzuschnell mit Antworten zu stillen. Das Unterwegssein gibt den Sinn, nicht das scheinbar Erreichte, das Staunen gilt mehr als das Wissen, das Säen mehr als das Ernten, das Geben mehr als das Nehmen, das Loslassen mehr als die Illusion des Habens und das Festhalten. Das Faszinierende der Psychiatrie: am Patienten, am Psychiater und seinen Helfern, an sich selbst auch, Einblick in die Werkstatt der Seele in gesunden und kranken Zeiten zu gewinnen. Dabei immer offen zu sein dafür, dass vermeintliches Wissen und die zeitabhängigen Konstrukte das Geheimnis des Lebendigen, des Bewusstseins, die präsentische Synthese und longitudinale Kohärenz der Ichheit, von Selbstsein, Subjektivität, Person nicht verdecken können. Was ermöglicht therapeutische Nähe in der „Bewusstseinsvergemeinschaftung" (Husserl) von Arzt und Patient, was hilft Grenzen zu ziehen, rekonstruktiv Kohärenz zu stiften, Strukturen zu ordnen und einzuhalten? Welcher Einblick wird uns durch unsere Arbeit gestattet in die Partikularität unseres Wissens und Könnens, die Person- und Zeitabhängigkeit psychiatrischen Denkens und Tuns. Welche Sicht auf die menschliche Psyche tut sich auf, ihre Einheit in der Vielfalt der Funk-

---

[1] Scharfetter 2009, 2011.

tionen, ihre Widerstandskraft sowohl wie ihre Schwäche, Fragilität, Spaltungsbereitschaft, Desintegrations-, Fragmentationsgefährdung. Der Mensch, nach Herder der erste Freigelassene der Schöpfung, verirrt sich leicht: eine Gefährdung, welche Gesunde und Kranke verbindet, wenn auch mit unterschiedlichem Schicksal. Schweres haben die Menschen zu tragen. Und schwer ist der Beistand.

In all den Jahren waren die Patienten die wichtigsten Lehrmeister. Auf sie hinzuhorchen, ist eine nie abgeschlossene Aufgabe: Horchen, stilles Hinhorchen, Hinfühlen, Mitfühlen, Einfühlen auf dem Weg zu dem Verstehen, das dann auch anderen Patienten hilfreich wird.

Faszinierend bleibt immer wieder die zentrale Frage nach dem Selbsterleben, der Ich-Erfahrung, dem Zusammenhang von Verhalten (das wir als Symptome registrieren) und dem Ich-Erleben. Daraus leiteten sich die Studien der Schizophrenien (psychiatrische Diagnosen und diagnostische Bezeichnungen sind Vereinbarungen, zeit- und personenabhängig) als schwere Ich-Störungen unterschiedlicher Genese ab: das defizitäre Selbst-Erleben in den elementaren Dimensionen von Lebendigkeit, Selbststeuerung, Einheitlichkeit, Abgrenzung und Identität. Dies immer unter der Frage, wie sich die Konzepte praktisch-therapeutisch bewähren. Prüfstein des Wissens ist die Nützlichkeit in der therapeutisch-rehabilitativen Praxis.

Das Selbst, das Ich, die Person – Gestaltungen des Bewusstseins. Das führt das Fragen weiter nach dem rätselvollen Bewusstsein. Die vielen menschenmöglichen Bewusstseinsfelder, die in der Entwicklung entfaltet werden können und je eigene Erfahrungsbereiche beinhalten, zeigen, dass das Alltags-Wachbewusstsein nicht die einzige Möglichkeit von Bewusstheit ist[2]. Hier geht das Fragen über die Psychopathologie hinaus

---

[2] Scharfetter 2004.

in die Anthropologie, in die Philosophie, in die Geschichte, die biologische und kulturelle Evolution, in andere Kulturen, andere Religionen, andere Methoden der Bewusstseinsentfaltung (z.B. Meditation). Sie erfordern je eigene Besinnung auf die Möglichkeiten des Wissenserwerbes (Epistemologie)[3].

Unabgeschlossen ist die Entwicklung; der Prozess des Lernens geht immer weiter. Das Leben bringt immer neue Bewährungsprüfungen. Schwierige Zeiten sind nützliche Übungsgelegenheiten. Gerade auch schmerzlich-enttäuschende Erfahrungen, mit sich selbst und durch andere, meist durch Ich-Verfangenheit und interpersonelles Ungeschick, sind nützliche Teste der eigenen Entwicklung: nicht daran haften bleiben, weitergehen, sich weiter zur Verfügung stellen der sinnerfüllenden Lebensaufgabe.

Der Blick auf den Gipfel des Berges, das auf den individuumsüberschreitenden Horizont zu Auf-dem-Wege-Sein rückt die Proportionen zurecht. Für die meisten Menschen ist vieles vom Leben unleugbar ernst, schwer, schmerzlich. Doch hinter allem Elend ist ein Anderes ahnbar, scheinbar fremd und doch heimatlich, das manchem lebensleitend wird, das befreit zu friedvoller Gelassenheit.

Der Mensch ist in die Verantwortung gestellt. Es geht darum, Antworten zu finden auf die Anfragen, Aufträge, die täglich herankommen, so lange wir lebendig sind. In der klinischen Praxis geht es darum, Therapien zu entwickeln, die den Bedürfnissen der Patienten, ihren Verlusten, Defiziten, ihrem Nicht-mehr-Können sowohl wie ihrem noch vorhandenen Potential (Ressourcen) und ihrer Zugänglichkeit entsprechen können – und das in einer Weise, die einsichtig, nachvollziehbar und damit überprüfbar ist.

---

[3] Scharfetter 2011.

Vorwort zur 1. Auflage

Der Lehrer, der von Amts wegen zu prüfen hat, wird selbst zum Geprüften: ob er bereit ist, sich vom Begegnenden ansprechen, bewegen, betreffen zu lassen, und ob er die stimmige Antwort findet, aus Wissen und Mitfühlen, aus der Summe seiner (auch außerberuflichen) Lebenserfahrung, aus seiner Existenz. Das Lehren, das Lehrer-Sein ist eine entwicklungsfördernde Bewährungsprobe. Lehren ist ja viel mehr als Technik- und Wissensvermittlung. Ein englisches Sprichwort sagt treffend: „To teach is to touch someone's life for ever." Es ist letztlich die Lebenshaltung und -gestaltung, die der/dem Lernenden ermöglicht, so viel und das vom Lehrer zu übernehmen, was für die Entfaltung des eigenen, authentischen, echten und konsistenten Selbst-Seins gedeihlich ist (im Indischen „sva dharma", das heißt: nach den eigenen Gesetzlichkeiten leben).

Auf der Pilgerschaft des Lebensweges traf ich auf einen buddhistischen Mönch, welcher so schlicht sagte: Wenn Sie Ihr Weg zu mir führt, so will ich Ihnen gerne von meinen Erfahrungen mitteilen. Es ist dann Ihre Aufgabe, was Sie davon entnehmen und was Sie daraus gestalten.

Darauf kommt es an: nicht das „Ich weiß, bin im Besitz der wahren Einsicht, des richtigen Verständnisses, des einzig gültigen Glaubens", kein Missionarismus, keine Doktrin, kein Dogma, kein Sozialgefälle vom Lehrer zum Schüler. Achtsamkeit auf die Gefährlichkeit der Macht – für den Machtinhaber! Die dominanten autoritären Lehrmeinungen sind die größten Hindernisse des Fortschritts, sagte Rudolf Virchow 1856. Und keine Selbstherrlichkeit des Lehrers: Er ist selbst Wegsucher, manchmal ein Stück länger schon unterwegs auf dem Pfad des Lebens, den, als einen je eigenen, jeder für sich selbst suchen muss. Sonst läuft er Gefahr, auf dem Trampelpfad der Normalität die eigenständige Entwicklung zu versäumen und sich eine Leihidentität (falsches Selbst im Sinne von Winnicott) als Schüler, Adept, Anhänger anzueignen und sich später selbst zum Meister, Guru stilisieren zu lassen – und schließlich daran zu scheitern[4].

Ich gebe das Buch mit Dank an alle, Kranke und Gesunde, von denen ich lernen durfte, im umfassenden Sinn von Wachstum, Entfaltung, Bewährung – und mit guten Wünschen für Kraft und Mut für alle, die der Erde und ihren Lebewesen Sorge tragen.

Zürich, Mai 2000   Christian Scharfetter

---

[4] Scharfetter 2012.

Vorwort zur 2. Auflage

Dieses Buch entstand 1999 anlässlich meines Rücktritts nach mehr als drei Jahrzehnten Wirken als Kliniker, Lehrer und Forscher in der psychiatrischen Universitätsklinik Burghölzli in Zürich. Angeregt von der Frage eines nachdenklichen Patienten, die mich viele Jahre zuvor berührt hatte, entstand eine Art erweiterte Abschiedsvorlesung: vom eigenen Suchen in der Psychopathologie als Beitrag zur Anthropologie, von den Versuchen, Themen, Perspektiven und Methoden zu ordnen, Denkmodelle zu klären, ihre „Anamnese" zu verstehen. Dankbar bleibe ich der Patienten eingedenk, die mir ihr Selbsterleben mitteilten und so zu der Ausarbeitung der Ich-Psychopathologie beitrugen. Solche Originalmitteilungen der Erfahrung der ersten Person sind gewichtiger als Lehrbuchtexte. Deren Autoren sind durch ihre Persönlichkeit, ihre Auffassung und Konstruktionen psychiatrischer „Krankheiten" in Anpassung oder Abhebung vom jeweilig dominanten Paradigma der Psychiatrie bestimmt und zeigen oft den Mangel an persönlich engagierter Beziehung zu Patienten.

Zum Beispiel stützte sich Griesinger (1845) weitgehend auf publizierte „Fall"-Geschichten statt auf eigene Anschauung, Jaspers (1913) auf vorliegende Krankengeschichten und Texte. Kraepelin wahrte den Abstand zwischen sich als Beobachter und dem Beobachtungs"objekt" Patient; ähnlich Kurt Schneider, als er in den Dreissigerjahren des 20. Jh. Nichtpsychiatern das Diagnostizieren psychiatrischer Krankheiten beibrachte. Diese Autoren schrieben in der Scheinsicherheit der Nicht-Betroffenen. Sie berührte nicht die Mahnung „tua res agitur" und nicht die existentielle Dimension mitmenschlicher Begegnung in der Psychiatrie. Und fast alle schrieben in der Illusion, sie wüssten am Massstab des Eigenen, was psychisch „normal", was „abnorm" sei, was eine „Krankheit", was eine Diagnose sei, was die Psyche, ihre Abhängig-

Vorwort 2. Auflage

keit von zerebralen Grundlagen in gesunden und kranken Tagen sei.

In so vielen Themenbereichen war die Frage des Patienten „Was weiss der Psychiater vom Menschen?" gegenwärtig. So entstand dieses kleine Buch, dessen Erstauflage 2000 vergriffen und auch antiquarisch nicht (kaum) zu finden ist. Herr Prof. Dr. T. Passie, Hannover, der den Text für eine wichtige Einführung für Ausbildungsärzte und -psychologen zur Ergänzung der gängigen Lehrbücher hält, mahnte mich wiederholt zur Bereitstellung einer Neuauflage des Buches. Ihm gebührt der Dank für die Anregung.

Wieder hat Frau P. Wiersma den Text geschrieben, Herr Prof. Dr. Stassen bei der Gestaltung gewirkt. Und wieder darf ich das Buch, wie nun schon eine ganze Reihe, in die bewährten Hände von Frau Petra Neugebauer und Herrn Dr. D. Brauner, Verlag Wissenschaft & Praxis, Sternenfels, geben.

Zürich, Juni 2012   Christian Scharfetter

Von der Schönheit fragenden Denkens

Sokrates, das Urbild des suchenden, fragenden Denkers, sagte:

Ὁ δ' ἀνεξέταστος βίος οὐ βιωτὸς ἀνθρώπῳ.

„Das undurchdachte Leben ist dem Menschen nicht lebenswert" (in Platon, Apologie des Sokrates, 38A). Undurchdacht: d.h. nicht von all der Freude am Fragen, Aufdecken, immer neue Aspekte zu versuchen und Perspektiven zu eröffnen, durchwirktes Leben. Solches Leben in dumpfer Apathie oder berauschender Hedonie erschien Sokrates nicht menschenwürdig, sinnerfüllt, lebbar und lebenswert.

Fragen (Anfragen, behutsames Umkreisen, vorsichtige Annäherung, tastendes Suchen) heißt offen sein für die vielen, das Fassungsvermögen des Einzelnen überschreitenden Perspektiven auf den Menschen, auf Selbst und Welt. Fragen heißt eingedenk sein, dass keine Antwort – weder des Mythos, noch der Wissenschaft, noch des Glaubens – eine Letztantwort sein kann[5].

Und die findigen Tiere merken es schon, dass wir nicht sehr verlässlich zu Haus sind in der gedeuteten Welt (Rilke, 1. Duineser Elegie).
Das Fragen ist mehr, gewichtiger als Antworten. Die Fragen sind unterwegs wie pfadsuchende Pilger. Das Fragen legt frei. Antworten schließen ab. Fragendes Denken – denkendes Fragen: Heißt Denken nicht in seiner eigentlichen Aufgabe, dass der Mensch seinen Geist (mens) gebrauche, dass er dem Denken selbst, seinen verschiedenen Weisen, den je eigenen subkulturellen und individuell idiosynkratischen Sprachgebräuchen, den methodenbestimmten Beschränkungen auf die Spur zu kommen versucht und das Denken – freilich im griechischen

---

[5] Daher sind im Griechischen Anchibasía (Annäherung) und Peripathía (Umschreiten) Charakteristika des Denkers: Anér anchínous, ein Mensch, der nahe herangeht, genau fragt, unterscheidet.

Sinn von Logos und Eros – als den eigentlich humanen Lebensakt klarer zu vergegenwärtigen sucht? Dies, um dann mit erneuter kritischer Wachheit den Menschen zu befragen, eingedenk dessen, dass das rechte Fragen schon viel ist. Dem Parmenides (540 v. Chr.) wird der Satz zugeschrieben: «Dasselbe nämlich ist Denken (noein) und Sein» (Vorsokratiker, 1983, I, 316).

Fragendes Denken wird Erfahrungen, eigene und die von anderen, als Anstoß der Besinnung ernst nehmen. Was ein Mensch auf der Fahrt seines Lebens innerlich und äußerlich antrifft, was er erlebt, wird zu seiner Erfahrung. Je nach Entwicklung und Differenzierung des Reflexionsvermögens wird diese Erfahrung selbst Gegenstand der Befragung. Gewiss ist die Erfahrung (z.B. im Arztberuf) wichtig als individuelle Verschmelzung von einstudiertem Wissen mit persönlich Erlebtem. Wir sind gewohnt, der Erfahrung viel Gewicht zuzugestehen, im Sinne von Gewissheiten oder auch als Basis dessen, was als Lehre weiter gegeben wird. Genau hier jedoch setzt das selbstkritische Fragen schon ein: Erfahrungen sind zwar persönlich überzeugend, manchmal bestimmend für den Lebensweg. Aber sie sind individuell gültig und nicht ohne weiteres mitteilbar, schon gar nicht übertragbar. Das Gewissheitselement „ich weiß, ich habe erfahren" ist trügerisch. Gewissheitsgefühle, die subjektive Überzeugung, etwas sei evident und damit ohne weitere Beweise – außer dem Hinweis auf die eigene Erfahrung – gültig, gar wahr – haben keine Beweiskraft. Auch im Aberglauben und Wahn ist der Mensch überzeugt, gewiss, fühlt sich sicher.

Erfahrung erlaubt keine ontologischen Schlüsse. Religiöse Ergriffenheit, Vision, Audition – das sind gewiss gewichtige Erfahrungen. Es sind Formen, Gestalten, Gestaltungen des Bewusstseins. Das mystische Erleben der Union mit der Gottheit, dem Kosmos, der Natur ist eine Bewusstseinsgegebenheit von hohem Gewicht, bereichernd und anregend für den Lebensweg und die Haltung im Leben. Aber diese Erfahrungen sind keine ontologischen Existenzbeweise, selbst dann nicht, wenn die Erfahrung originär und authentisch (nicht indoktriniert, induziert, suggeriert, entliehen) und persönlich überzeugend ist. Da Erfahrung das Denken nährt und Sprache wird, gilt diese Einschränkung auch für den noch so in Argumentation geschulten Diskurs über Erfahrungen.

Die wissenschaftliche Empirie versucht sich mit „kontrollierter" Erfahrung zu helfen: in den kontrollierten Bedingungen des Experimentes soll die Erfahrung von anderen Forschern replizierbar und intersubjektiv bestätigbar werden. Freilich ist der Preis für in dieser Art konstellierte Erfahrung hoch: lediglich das wird erfahrbar, was vorher als Frage eingegeben, wonach nach vorgängiger Hypothese gesucht wurde. Die Goldader daneben, der Diamant darunter wird vielleicht gar nicht gesehen, weil sich das Suchverhalten fokussiert auf anderes richtet.

Die Kultur des fragenden Denkens
Forschen im weiten Sinne von weiter führenden Fragen und der Erstellung prüfbarer, argumentationszugänglicher Konzepte sollte eine Kultur der Besinnung über die Grundlagen, Methoden, Ziele und den Erfolg psychiatrischen Handelns in der Diagnostik und im Gesamtbehandlungsplan, im Umgang mit den Patienten gestalten. Das Menschenbild, menschliche Bewusstseinsmöglichkeiten in- und außerhalb von Kranksein, der Lebensweg als ständiger Wandlungsweg, der sich aus mitgebrachten Möglichkeiten, Entwicklungsbereitschaften, Stärken, Widerstandsfähigkeit (resilience) und Schwäche, Empfindlichkeiten, Verletzlichkeiten (Vulnerabilität) und Reaktionsbereitschaften (Disposition) ergibt, sind zu reflektieren.
Die Begriffe, mittels derer wir unsere Konzepte (Denkkonstruktionen)

bauen und kommunizieren, sind kritisch zu hinterfragen. Wenn Begriffe ohne Anschauung leer bleiben (Kant), vor allem ohne wiederholbare, durch verschiedene Sinnesfunktionen und intersubjektiv und argumentativ prüfbare Anschauung – so gilt die Vorsicht: solche Begriffe sind mit – fast beliebigen – Imaginationen füllbar. Daher sind Begriffe wie das Sein, das Eine, Gott oder Gottheit, Natur, Leben, Sinn, Bewusstsein, Ich, Selbst so vielfältig in dem, was der einzelne sich damit vorstellen, was er darunter verstehen mag und wie er sich mit diesen Begriffen eine Weltanschauung baut, z.B. dualistisch versus nondualistisch (s. Loy 1998).

Was meinen wir mit *Bewusstsein*? Wissen, ahnen wir, wie vielfältig die Erscheinungen, die Bereiche, Inhalte, Wandlungsmöglichkeiten unseres Bewusstseins sind, welche Induktoren (vor allem in Kombination) bestimmte Bewusstseinsinhalte mitbestimmen? Was meinen wir, wenn wir von dem Bewusstseinskomplex „Ich" sprechen – seiner Pathologie? Sind wir der Vielfältigkeit[6], Uneinheitlichkeit, partiellen Verborgenheit der Persönlichkeit genügend eingedenk? Was können wir erkennen? Was meinen wir zu wissen? Wie verlässlich (reliabel) und wie zutreffend (valide) ist unser Wissen, wie abhängig von Zeitgeist, Suchperspektive, Methode des Wissensgewinns?

Sind wir uns der Besonderheiten des psychiatrischen Krankheitsbegriffs bewusst, dass *„Schizophrenie"* keine Krankheit wie eine Lungenentzündung ist, sondern eine geschichtlich gewordene, also zeitabhängige Gestaltung? Sie sagt nur: wenn bestimmte umschreibbare Symptome nachweisbar sind, sprechen wir vereinbarungsgemäß von Schizophrenie. *Depression* ist ein so weithin allgemein menschliches Erleben, dass die Krankheitsklassifikation, die nach heutiger Vereinbarung gilt,

---

[6] Scharfetter 1999.

als temporärer, vergänglicher Ordnungsversuch deutlich wird.

Am Thema „Borderline", dem Grenzland, in welchem sich verschiedene Syndrome überschneiden, die traditionell anderen Krankheiten zugeschrieben werden (Schizophrenie, Affektkrankheit, Persönlichkeitsstörungen etc.) und die m.E. ein instabiles Ich-Gefühl gemeinsam haben, sind eine Fülle von Infragestellungen gängiger unhinterfragter Voreingenommenheiten aufzuzeigen – nach Menschenbild, Verständnis von Ich/Selbst und seinen variablen Zuständen, Einheitlichkeit, Konstanz, kulturellen Idealnormen ebenso wie gesellschaftlicher Pathogenität (Inzest, anderer Kindsmissbrauch, Zerbrechen der Familien, Suchtmittelangebot u. v. a.).

Die fließenden Übergänge von „gesund" zu „krank", von „normal" zu „abnorm", von öffentlicher Funktionsperson und privater Morbidität sind im Borderline-Menschen exemplarisch verdeutlicht: er wird zum überzeichneten Paradigma des „postmodernen" Bürgers der westlichen Gesellschaft, Artefakt und gleichzeitig Mitgestalter dieser Kultur. Das kreolisierte pluralistische Urbanum ist zwar ein Humanum, aber gefährdet, inhuman zu werden.

Klinische Kultur

Das Gespräch zwischen Patient und Betreuer ist eine nie abschließbare Aufgabe der Kultivierung. Wie es gepflegt, geübt, in Reflexion darüber bedacht wird und so in einem lebenslangen Lernprozess entwickelt wird, der nie zu einer Sicherheit des Gelingens führt, bestimmt wesentlich die Kultur, das geistig-menschliche Klima einer Klinik. Das gilt auch für das Gespräch zwischen den verschiedenen Berufsgruppen und den hierarchischen Schichten der gegebenen Sozialstruktur. Das Hospital spiegelt beispielhaft die Gesellschaft, ihre Struktur, das Miteinander und die Wertwelt ihrer Bürger. Was eine Gesellschaft unter

Heil und Heilung versteht, das charakterisiert ihre Kultur insgesamt. Das meint Larraya (1982) mit dem Ausspruch: „La cura es el ser de la cultura". Die Kultur schaffende, immer von Personen getragene Haltung sollte implizit in allem psychiatrischen Handeln als ein Handeln von Personen an Personen zum Ausdruck kommen. Die Forschung – als sorgsam fragendes Denken und Handeln – hat viele Zugänge, Fragestellungen, Methoden, Perspektiven auszuloten, darf sich nie nur auf eine eingleisige Ideologie (z.B. psychische Krankheiten seien Hirnstörungen) einengen. Kausalität, das Konzept selbst, und Kausalattributionen sind kultur- und zeitabhängig (Scharfetter 1993b). Forschung muss ihre eigenen Vorannahmen, impliziten Voraussetzungen und Werte bedenken. Psychiatrische Forschung muss ihre Fragestellungen vom Patienten her und auf ihn hin entwickeln. Und Forschung muss sich in dem Erfüllen des Anspruchs bewähren, der täglich von den Hilfsbedürftigen an uns herankommt.

So gedeihen Psychologie und Psychiatrie auf dem Boden der Humanität redlichen Denkens (eingedenk der kognitiv-affektiven Untrennbarkeit) und tragen bei zu einer Anthropologie, einer Ahnung vom Menschen, von dem wir nie abschließendes Wissen haben werden. Freilich ist es schwer, das Lebenswerk des Denkens. Dies ist wohl der Grund dafür, dass so viele das Denken zu umgehen versuchen: Datensammler und -verarbeiter, Forschungsmanager, Gewissheits-Ideologen, Systemkonstrukteure, überflutende Vielschreiber, Kongresspfauen, Mitläufer auf dem „normalwissenschaftlichen" Trampelpfad, von Dieben, Räubern, Plagiatoren, Fälschern im Science-Betrieb nicht zu reden.

Fragendes Denken wird manches in Praxis und Wissenschaft Vorfindbare fragwürdig finden. Die Neugier des Wissenwollens im Fragen ist in der Schwebe zwischen der Faszination vom Thema und der zu seiner

Erforschung nötigen Methodik und der weiteren Perspektive auf den großen Horizont der Idee des Ganzen. Wo steht der Einzelne im Verhältnis dazu? Das buddhistische Gleichnis von den Blinden vor dem Elefanten (als Symbol des Ganzen) stellt die Thematik der Verirrung in der Verabsolutierung und Generalisierung von Partialperspektiven, Teilperzeptionen mit ihren Bedeutungsattributionen ohne Übersicht über das Ganze der Gesamtgestalt dar (siehe Abb.1).

Da Psychopathologie der medizinisch-therapeutischen Aufgabe verpflichtet ist, muss bei allem Forschen, Interpretieren, Deuten und Erklären die Frage der Brauchbarkeit, Nützlichkeit und Bewährung in der Praxis führend sein[7].

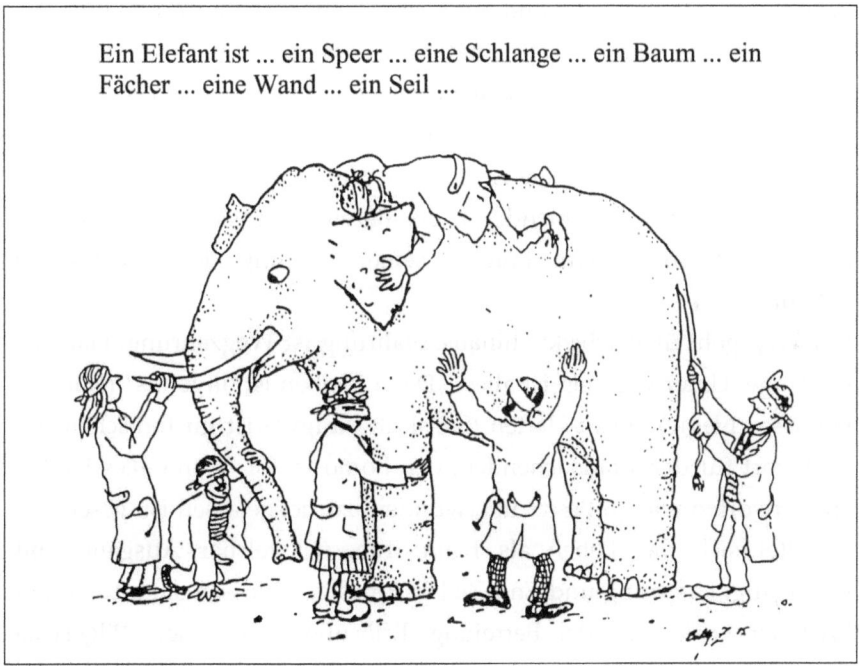

Ein Elefant ist ... ein Speer ... eine Schlange ... ein Baum ... ein Fächer ... eine Wand ... ein Seil ...

Abbildung 1: Elefant

[7] Scharfetter 2008.

Der Weg des homo viator
Wer sich suchend seinen Weg erschließt, wird offen sein für das Vorfindbare.

Caminante no hay camino, se hace camino al andar.
Wanderer, es gibt keinen vorgebahnten Weg, man macht den Weg im Gehen, der Weg entsteht, gestaltet sich, wird im Gehen (Antonio Machado, 1875-1939).[8]

Das, was auf dem Weg, auf der Fahrt durch die Bewusstseinswelten Erfahrung wird, das deuten wir, gestalten Bilder davon, kleiden es in Wörter und Formeln – und erliegen leicht der Illusion, damit die gemeinte Sache schon kognitiv im Griff zu haben.
Wer in der Haltung der Achtsamkeit seinen Weg geht, wird als der Weg-Sucher, Pfad-Finder, Bergsteiger, Seefahrer nicht mehr ein objektales Ziel anpeilen. Denn das Wichtige ist ihm der Weg, das Unterwegssein in der Offenheit auf das Begegnende, in der Bereitschaft, sich ansprechen zu lassen und mit seinem Fragen, seiner Haltung des Fragens, zu antworten.
Der Weg geht über Objekte hinaus: Nahrung ist Wegzehrung, Haus ist Herberge. Unterwegssein ist alles. „Denn Bleiben ist nirgends" (Rilke, 1. Duineser Elegie). Nicht-Haften (Sanskrit: viragya) ist im Indischen das Stichwort für den Pfadsuchenden, den homo viator. Wenn alles Haften an Antworten wie an Besitz überwunden, zurückgelassen ist, geschieht, gestaltet sich das Leben als Bahn, Tao, in welcher Ausgang und Heimgang, Ursprung und End-Ziel in Eines geschlossen sind. Es ist der Weg der Loslösung, der Befreiung, Erlösung. Auf diesem Pilgerweg

---

[8] Zit. Nach Ciompi 1982, übersetzt von C. Scharfetter.

wird nichts als bleibendes Wissen, als Habe, als Besitz gefunden. Es ist das fundamentale Offensein, dass das Ereignis (d.i. von er-äugen) sich zeitigt – und diese Offenheit ist nahe der Haltung des Fragens, des schweigenden Staunens auf das, was eintrifft, was als Idee, als Ideal des Ganzen den Pilger als winzigen Teilhaber aufnimmt: Teilhaftigwerden am All-Einen. Die offen fragende Orientierung auf dieses All-Eine ist die Grundhaltung des homo viator.

Tua res agitur
In der Praxis der Einzelwissenschaft (der Psychopathologie) und des ärztlichen Dienstes am Kranken (klinische Psychiatrie) wird diese Grundhaltung die Weite der Perspektive über gesund und krank und des Menschen Schicksalswege öffnen: «Tua res agitur» aus der Perspektive menschengemeinsamer Geschwisterschaft: Was der Patient erleidet, kann auch dir geschehen, was Kranke austragen, geht uns alle an, ist potentiell jedes Menschen Not.

Weisheit
In der Hingabe an fragendes Denken, an die kritische Reflexion über das Selbst- und Weltbild und deren Relativität, Begrenztheit, Teilhaftigkeit im doppelten Wortsinn von sich als Teil eines übergeordneten Größeren (Brahman, Maha-Atman, Buddha-Natur im Indischen; das Umgreifende i. S. von Jaspers; das Seyn i. S. von Heidegger) zu erfahren, eingeordnet und aufgehoben, und andererseits sich als unvollständige Existenz (im Sinne von duhkha in der indischen Philosophie) wissend, kann ein Mensch weise werden. Weisheit in diesem Sinne wird die Proportionen berücksichtigen, wird der perspektivenabhängigen Relativität aller menschlichen Erkenntnis eingedenk sein, der Abhängigkeit von Kultur, Alter, Geschlecht, sozialer Situation, dem jeweiligen Lebenskontext.

Weisheit heißt Sich-Öffnen und Offenhalten für die unabschließbare Fülle von Sinn-Horizonten, Bedeutungen, Verweisungen, die der Mensch der sogenannten Realität entnehmen, verleihen, zuschreiben kann. Dies im achtungsvollen Schweigen vor dem erahnbaren Unwissbaren, das dem Menschen weder kognitiv noch sprachlich zugänglich ist, das als Glauben, frei oder konfessionell eingebettet, wegführend sein kann. „Was auch immer im Leben geschieht, halte den Blick auf den Gipfel des Berges", das war die Lehrformel eines indianischen Weisen aus dem Tewavolk für diese Einstellung (zit. in Halifax 1981). Hinsichtlich des Wissens im Sinne von Episteme von den Dingen des Seienden ist das Verlangen nach Sicherheit, Gewissheit, ja die Idee einer dem Menschen erreichbaren endgültigen Wahrheit längst aufgegeben. Unser grundsätzliches Unwissen, unsere existentielle Unsicherheit über Woher, Wohin, Warum ist unverhüllt eingestanden und nicht mehr hinter Doktrin und Ritual verborgen. Wissen über Seiendes ist im Fluss und Wandel. Die Reflexion über die Standpunkt-, Perspektivengebundenheit von Erkenntnis und ihrem Sprachgewand gibt den Mut zur Multiperspektivität und Vielschichtigkeit der Bilder von Selbst und Welt. Aber das bedeutet weder epistemisch noch ethisch Unverbindlichkeit, Freigabe eines beliebigen Pluralismus oder Eklektizismus oder ethische Orientierungslosigkeit.

Der Mut zum Selbstsein
Zur Weisheit gehört m.E. auch der Mut, für seine als relativ erkannte Einsicht und Haltung (wissenschaftlich, ethisch, religiös) mit seiner ganzen Person einzustehen, sie in Selbstverantwortung zu vertiefen, zu erweitern, sich wandeln zu lassen. Dieses zu sich selbst Stehen, in Echtheit und selbstrelativierender Bescheidenheit das dem Eigenen Gemäße zu verwirklichen, ist mit dem indischen Svadharma (nach den

eigenen Gesetzlichkeiten leben) gemeint.
Die Nähe zu Lao-tse ist deutlich. Bei Heidegger (1954, 5), so vielfach uneingestanden östlicher Religio-Philosophie verpflichtet, lesen wir ein Gedicht zu dieser Haltung:

Geh und trage
Fehl und Frage
deinen einen Pfad entlang.

Ein Blick in die Geschichte
Geschichtsbewusstsein, Vergegenwärtigung des Wandels, zusammen mit kritischer Prüfung des Erkenntnisvermögens zeigen, wie Ansichten sich ändern; sie werden die scheinbar sichere Überzeugung, Gewissheit nicht als Kriterium der Wahrheit zu setzen erlauben. Die persönlich gültige, plausible, befriedigende Schau ist vielen wichtig. Historische Perspektiven erlauben die Werdensgeschichte und Zeitgeistabhängigkeit von Konzepten, Modellen, Paradigmen zu vergegenwärtigen. Sie zeigen die Relativität der jeweils eine Zeit lang dominierenden Vorstellungen (bei Eugen Bleuler z.B. die atomistische Assoziationspsychologie, noch ohne Rezeption der großen Gestaltung von William James in seinem Bild vom kontinuierlichen Bewusstseinsstrom). Die Bilder und ihre Zusammenschau wechseln im Lauf der Geschichte. Sie unterliegen dem Wandel an instrumenteller Tauglichkeit für Erklären und Verstehen, für die Einteilung der Vielgestaltigkeit des in- und außerhalb der Psychiatrie Begegnenden, und für die Behandlung. Erkenntnistheoretische und methodologische Besinnung zeigt die Relativität der Gültigkeit von „Wissen". Sie führt zur kritischen Reflexion über die Bedingungen von Wissenserwerb, der Konstruktion von Erkenntnis. Wissenschaftsgeschichte zeigt, wie oft durch lange Zeilen dieselben Fragen und

Lösungsversuche wiederkehren, jeweils nur in anderem Sprachgewand gekleidet und mit anderen technischen Möglichkeiten ausgerüstet. Der Fortschritt im Wesentlichen, d.h. worum handelt es sich „eigentlich" bei den großen psychiatrischen Krankheiten, was ist das Primat, materiell oder mental, bleibt trotz Vermehrung von Einzelwissen das Ziel.

In den Archiven sind die Psychiater des 19. Jahrhunderts, also der Zeit vor Kraepelin und Eugen Bleuler, da und sprechen aus ihren Texten zu uns: Die vielgestaltigen klinischen Bilder und Verläufe erlittenen Lebensleids, verirrter und verstiegener, manchmal verkümmerter oder abgebrochener Lebenswege sind sorgsam beobachtet, miterlebt und genau beschrieben. Diese Alienisten (so nannte man damals Psychiater, weil sie mit Fremden umgingen, die aus der bürgerlichen Normenwelt heraus geraten waren) arbeiteten ohne die Zwangsjacke der rigorosen Zweiteilung Kraepelins in Schizophrenien und Affektkrankheiten, welche heute noch so viele zur Illusion von Einheiten verführt. Vor Kraepelin war die Idee der Einheitspsychose (Zeller, Griesinger) schon als Gegenposition gegen die unübersichtlich komplizierten Kataloge vieler Psychosen entworfen worden. Sie erwies sich als zu künstlich. Wirkt die Konstruktion von Einheiten nicht wie ein Bewältigungsversuch, eine Abwehr gegen die Akzeptanz der vielgestaltigen Lebenswirklichkeit von Gesunden und Kranken, die sich kategorisierenden Einteilungen souverän entzieht? Manche Psychiater wussten schon um die durch Körper-, speziell Hirnkrankheiten verursachten Bilder (z.B. die Progressive Paralyse, Bayle 1822). Heinroth (um 1820) wies darauf hin, dass psychiatrische Krankheiten allemal Krankheiten der Person sind, entstanden aus einem Dysequilibrium der psychischen Ökonomie, wie er sich ausdrückte. Im 20. Jahrhundert spricht die System- und Familientheorie von der Homöostase. Ideler (um 1840) sah in der Psychose das „angestrengte Arbeiten des Bewusstseins an seiner eigenen Reorganisation", respektierte also das Konzept seines Lehrers Langermann (Schüler von Stahl) von den Selbstheilungs-, Selbstrettungsversuchen, die sich auch im psychotischen Verhalten manifestieren. Ideler zeichnete die Psychodynamik des Weges in Wahnwelten (längst vor der Psychoanalyse). Er warnte vor einer ausschließlich auf Medikamente sich stützenden Therapie, da es ja immer auch um biographisch-psychodynamische Entwicklungen ging. Canstatt (1841) sprach von der psychischen Vulnerabilität als Prädisposition, dem Persönlichkeitsnährboden der Psychose. Über ein Jahrhundert später geht das suggestivkräftige Wort „Vulnerabilität", neu erfunden von einem Amerikaner, durch die Expertenwelt und wird von manchen gar zu einer spezifischen Vulnerabilität stilisiert. Dass die Bilder von Halluzination und Wahn eine Deutung ähnlich der von Traumwelten erlaubten, ist eine gängige Annahme schon im 18. Jahrhundert (auch wenn viele später das als eigene Entdeckung präsentierten). Kahlbaum (1863) beobachtete die zwischenmenschliche Abhängigkeit vieler psychopathologischer Manifestationen: Ein Kranker fühlte sich als Leichnam – aber dieses Gefühl hing davon ab, mit wem er gerade zu tun hatte. Es gibt auch heute symptomprovozierende Interaktionen von Laien und von solchen Psychiatern, die sich die Symptome, die sie als kognitive Muster internalisiert haben, „schon holen", herausexplorieren. Griesinger (1861) respektierte bei Anerkennung der Hirnpathologie durchaus psychosoziale ätiologische Momente – entgegen einer damals (ähnlich wie heute) stark aufkommenden Hirnmythologie: Störungen der Gehirnfunktionen würden unmittelbar Symptome wie Halluzinationen, Wahn, Denk-, Affekt- und Ichstörungen provozieren.

Manche Autoren sind heute vergessen, im Strom der Zeit untergegangen, ob nun zu Recht oder nicht. So gab es zum Beispiel vor Eugen Bleulers Taufakt „Schizophrenien" viele Namensvorschläge für diese besondere Dissoziation des personalen Kernes (Scharfetter 1999a). Manche Beiträge zur Psychiatrie, zur Krankheitslehre, zur Therapie waren für den jeweils herrschenden Zeitgeist vielleicht zu originell, zu nonkonform, was den meinungsbestimmenden „Experten" nicht genehm war, welche wie heute die Publikationsakzeptanz bestimmen oder entsprechende Referenzen verbreiten. Jung schrieb als Herausgeber des Jahrbuches der Psychoanalyse an Eugen Bleuler zu Problemen mit Texten von Sabina Spielrein von der Wirkung „verschmähter Liebe", was nach seinem Verhältnis mit dieser Patientin-Kollegin (s. Cartenuto 1983, Kerr 1994) zynisch anmutet.

Dissoziation und Synthese

Gehirnpathologie und Vererbung war schon im frühen 19. Jahrhundert eine Denklinie in den Annahmen zur Entstehung von psychischen Erkrankungen („Somatiker"). Die andere („Psychiker") war mehr biographisch, personal, entwicklungsdynamisch, idiographisch eher als nomographisch.

Die Psychologie stellte dem Psychiater kaum nützlich anwendbare Wissensinstrumente zur Verfügung. Eugen Bleuler (1911a) beklagte denn auch den Mangel einer der Psychiatrie hilfreichen Psychologie. So bediente er sich der damals herrschenden Assoziationspsychologie, welche atomistisch-physikalistisch konzipiert ist. Jungs Versuche, mittels des Assoziationsexperimentes an mentale Knäuel (Komplexe) in der biographischen Entwicklungsgeschichte zu gelangen, erscheinen wie ein experimenteller Brückenbau zwischen dem psychologischen Atomismus der Assoziationspsychologie und dem Unbewussten im Sinne Freuds.

Das Geheimnisvolle des Magnetismus, Hypnotismus, in der Nähe zu unbewusst, undurchschaubar ablaufenden Ereignissen der Magie, des

Okkultismus, faszinierte damals wie heute (unter unterschiedlichen Namen) viele Psychologen und Psychiater. Das Phänomen der alternierenden, gar multiplen Persönlichkeit rief die beunruhigende Frage nach dem verlässlich Beharrenden der Person wach. Aus dem Bewusstsein eliminiert, abgetrennt – das war das Konzept der désagrégation von Pierre Janet, später als dissociation ins Englische übersetzt. Das Dissoziationsmodell Janets stand lange im Schatten der Psychoanalyse mit ihrem Konzept der Verdrängung und entfaltete sich erst im letzten Viertel des 20. Jahrhunderts breiter[9]. Diese Idee der Dissoziation basierte auf einer physikalistischen Vorstellung von der Psyche als einer „normalerweise" geschlossenen Einheit, aus der Teile abgetrennt werden konnten. Das war damals eine suggestivkräftige und hoffnungsträchtige Vorstellung. Zahlreiche Namensvorschläge zur Separation, Sejunction, Dissoziation (als Gegensatz zur Assoziation), Spaltung (im Griechischen *schizis*) verbanden sich mit dem von der französischen Degenerationslehre stammenden zeitgenössischen Verständnis von Demenz als allgemeinem (in damaliger Auffassung nicht nur die Intelligenz betreffenden) seelischen Niedergang (Scharfetter 1999a), sei es im Individuum oder in einem Generationen überschreitenden Prozess.

Alle diese Elemente, vielfach noch nicht verbunden, geeint, systemisch integriert, „assoziiert" finden sich ab 1900 auch in Eugen Bleulers Werk: die gestörten Assoziationen, die Störung des einheitlichen Zusammenhangs der Persönlichkeit, die Anerkennung Freudscher Mechanismen – und doch die Vermutung, dass die Schizophrenien letztlich „physiogen" seien und dass die Heredität eine Rolle spiele (Scharfetter 2006).

---

[9] Scharfetter 1999a,f, 2008, 2009, 2011, 2012.

Nonaggregation, ausbleibende, nicht gelingende Synthese, potentiell also Spaltungsbereitschaft – galt das „nur" für Schizophrene? War der Schizophrene nicht vielmehr vergröberter Spiegel der grundsätzlichen humanen Uneinheitlichkeit, Inkonsistenz, unausgeglichenen Ökonomie, Gefährdung für désagrégation, Dissoziation, Spaltung? Gewann nicht mancher empathische Schizophrenie-Therapeut aus seinen rekonstruktiven Bemühungen mutuell auch für sich selbst (auto-therapeutische) Synthesekraft? Wer brauchte da wen? War der schizophrene Mensch nicht der Bruder, die Schwester des „Gesunden"? Trug nicht jeder Gesunde potentiell Schizophrenie-ähnliche Erlebnismöglichkeiten in sich, wie auch jeder Schizophrene menschengemeinsame psychische Möglichkeiten in sich behielt? Manfred Bleuler bekannte sich zu dieser Sicht. Er verband sie mit dem Gedanken der inneren lebensgeschichtlichen Entwicklung als einem Prozess, welcher durch belastende innere oder äußere Faktoren eine Schwelle des Erträglichen überstieg und in einem „point of no return" (hat sich hier doch wieder die fatalistische Negativsicht eingeschlichen?) in die psychotische Absage an die Welt, die Abkapselung in eine autistische Eigenwelt führte. (Ideler hatte diese Entwicklung für Wahnpsychosen schon 1840 gezeigt.)

In dieser Perspektive entwarf Manfred Bleuler, in Fortführung von seines Vaters Konzept der Spaltung und des Autismus eine Synthese: Spaltung und Autismus[10] waren in seiner Sicht die zwei Seiten derselben Münze. Hereditäre Dispositionen (unvereinbare Entwicklungsbereitschaften unterschiedlich starker Ausprägung) und Lebenserfahrung bestimmten in inniger Wechselwirkung von actio und reactio die Entwicklung der Persönlichkeit, die je nach der Balance von negativen und schützenden Faktoren erkrankte oder gesund blieb (Gesundheit rsp.

---

[10] Autismus war für Eugen Minkowski (1927, 1966) zum wesentlichen Verständnisschlüssel der Schizophrenien geworden.

Krankheit dimensional und nicht kategorial verstanden).
Manfred Bleulers Suche nach einer Synthese – ist Synthese nicht die Antwort auf Unverbundenheit? Spürte er sie in seinem Vater, in der Psychiatrie seiner Zeit, in ehrlicher Introspektion, in der Erfahrung mancher an „der Schizophrenie" enorm engagierter Mitarbeiter – ja generalisierend als Potentialität in jedem Menschen? Waren die Augen einmal für die dürftige Einheitlichkeit, für die nicht sehr verlässliche Union von Subselves, Teilpersönlichkeiten, verschiedenen Schichten der Persönlichkeit, verschiedenen psychischen Fakultäten und Funktionen geöffnet, so erschien im Blick auf den Menschen, seinen Charakter, manches in neuem Licht: Inhomogenität, Komposition aus recht diversen, gar konträren Elementen. Kognition, Affekt, Trieb waren in der okzidentalen Psychologie auseinandergespalten zu separaten „Sachen", Objekten, die je ihre eigene Hirnlokalisation und Bahnverbindung haben sollten oder die erst phylo- und ontogenetisch als Affektlogik (Ciompi 1982) zusammenwüchsen. Spiegelten nicht auch die Psychiater selbst manche Mehrgleisigkeit, „doppelte Buchführung": Assoziationspsychologie, Hypnose, Freudsche Mechanismen, symbolischer Ausdruck in Traum und Psychose neben Physischem wie Erbe, pathologische Morphologie oder Physiologie? Manche Vertreter der Aufklärung waren magisch angezogen von Okkultem, Irrationalem. Manche rationalen Agnostiker waren Verehrer des Numinosen der Natur – Gott war ihnen in die menschenunberührte Natur zurückgetreten, die romantisch als „heil" erschien.

Hinsichtlich des transzendent-religiösen Bereiches blieben die Repräsentanten der Psychiatrie stumm, waren sie stolze Agnostiker der Aufklärung, für die mit Nietzsche Gott tot war. Schlich sich aber nicht in vitalistischen Naturphilosophien eine geheimnisvolle säkularisierte lebensgestaltende Energie von numinoser Größe (élan vital) ein? Waren diese Repräsentanten der Aufklärung, getragen vom Hochgefühl der Rationalität, stolze Vertreter der weißen Rasse als Spitze der Evolution, nicht gefährdet, mit ihrem „rationalen" Planen der Natur durch die Zucht von Edelrassen und einer „gesunden" Bevölkerung nachzuhelfen? Die Rassenbiologie, damals in der euro-amerikanischen Welt verbreitet, spiegelt die selbstherrliche Verstiegenheit der weißen Machthaber, die nach ihrem Selbstbild evolutionär am meisten Vernunft und so viel scheinbare Beherrschung der niederen Triebwelt entwickelt hatten – dass sie selbst Opfer sexueller Triebe (in der Faszination vom und Übergeneralisierung des Sexuellen bei Freud, von Phallogozentrismus sprach Derrida, 1998, 37 u. 57, in der Grenzüberschreitung bei Jung) oder aggressiv-destruktiver Triebe wurden? In selbstgerechter, „vernünftiger" akademischer Argumentation wurde die „Freigabe der Vernichtung lebensunwerten Lebens" (Binding und Hoche 1920) kalt, grausam und ohne Selbstrelativierung und Ehrfurcht vor Größerem als dem „rationalen" Verstand propagiert. Es ist die Zeit der Rassenreinhaltungsbewegung, der Sterilisationen und der „Gnadentod"aktion Hitlers (Scharfetter 1984). Es ist die Zeit, da Genie und Wahnsinn zusammen gedacht wurden. In den Trieben triumphierte bei manchem agnostischen Religionskritiker der mit dem Religionsuntergang vertriebene Antichrist. Musste Eugen Bleuler das nicht peinlich an Zeitgenossen, gar an eigenen Mitarbeitern erfahren? Gestand nicht Freud dem gefallenen Jung Verständnis für die Verführung aus seiner Eigenerfahrung zu?

War die Fehlerhaftigkeit des Menschen, der zur Entgleisung, christlich ausgedrückt zur Sünde, zur Absonderung (désagrégation, Dissoziation) neigende Charakter nicht im Alten Testament in dem Mythos von Sündenfall und Paradiesvertreibung vom Prototyp der Menschen Adam und Eva erkannt, im Totschlag Kains an seinem Bruder Abel? Im Neuen

Testament steht für diese grundsätzliche Gefährdung selbst des scheinbar treuen Anhängers die Verleugnung Jesu durch den Apostel Petrus. Jesus wusste es voraus: „Ehe der Hahn kräht, wirst du mich dreimal verleugnet haben."
Das Postulat, den Charakter eines Autors, abgelesen von seiner Lebensführung, von seinem Werk zu trennen, ist verführerisch und gefährlich zugleich. Wie kann ein chaotisch unaufgeräumter Charakter, selbst wenn er gewisse genialische Züge hat, zu einfacher Größe, edler Einfachheit kommen, zur Reinheit, ohne sich selbst zu läutern? Ein Spruch von Schiller (1867, Bd. 1, 101) kommt mir dazu in den Sinn:

Du willst Wahres mich lehren? Bemühe dich nicht!
Nicht die Sache
will ich durch dich, ich will dich durch die Sache
nur sehn.

Das Ich, das Selbstgefühl mancher Aufgeklärten, die die Mechanik und Hydraulik des Seelenapparates durchschauen zu können wähnten – war es nicht gefährdet für Überhöhung und Abschottung: Megalomanie und Autismus waren kein Reservat des Schizophrenen. Prioritätsanspruch und Prestigesucht induzierten Verleugnung, Ausblendung, Umdeutung, Verkehrung ins Gegenteil – war nicht die unheimlich chaotische Gefährdung des Menschen so offenkundig, dass alles zur Idealbildung des geeinten, konsistenten, echten, authentischen Selbst (im Sinne von Winnicott) drängte? Dies so sehr, dass aus dem Blick geriet, wie weit der Mensch meist von solchem Ideal des wahren Selbst entfernt blieb?
Die Gefährdung für Verstiegenheit in scheinbare Höhen und Tiefen des Geistes – war sie nicht in der Fachwelt vielfach anschaulich? War sie es, ist sie es noch heute?

Die schlichte Einfachheit eines Steins, eines Baums, stark und selbstidentisch, wenn auch sich wandelnd und vergehend – dieses Ideal ist im Berg, im Fels, im Baum an der Waldgrenze verbildlicht. Wie weit blieb, bleibt der Mensch davon entfernt? Ist die Vertreibung aus dem Paradies symbolträchtiger Mythos für die désagrégation, für Dissoziation, externalisiertes Bild für einen intrapsychischen Vorgang? Getrenntheit vom Ursprung, Getrenntheit vom „Jenseits", Verbannte im „Diesseits", Unvereinbares in sich selbst, in der Menschheit, in der ganzen Welt – wie sollte das nicht Synthesebemühungen anregen. So wie man Freuds Theorie vom Vatermord in der Urhorde als Externalisierung und damit projektiven Integrationsversuch der eigenen Absage an Jahwe lesen kann und seine Idealziele von Liebesfähigkeit und Arbeit als sehnsuchtsgeborene Antwort auf ihm nicht fraglos Gegebenes – so dürfen auch die großen Synthesebemühungen von Kulturwissenschaftlern, Historikern, Anthropologen, Philosophen, oft in gewaltsame Systemkonstruktionen übergehend, darauf hin befragt werden, wie weit sie Antwort auf innen und außen lokalisierte Mangelzustände von Synthese seien. In den letzten Jahren drängt die New Age Bewegung (Ken Wilber, 1995) zur Synopse, zur grandiosen Zusammenschau von Astronomie, Biologie, Psychologie, Spiritualität, transpersonalen Bewusstseinsfeldern – ein Bemühen, das bei aller Großartigkeit doch als ein Kunstwerk der Verzweiflung des Ich erscheint.

Anderseits mutet auch manche einseitige Ideologie wie eine verzweifelte Abwehr angesichts der kognitiv nicht mehr zur Synthese zu bringenden Fülle von möglichen Einflussfaktoren an. Sie tritt im Gewand der Reduktionismen auf (Schizophrenie sei eine Hirnkrankheit, sei psycho-, soziogen, sei eine spirituelle Wandlungserfahrung) oder als schlichte Verleugnung in der Antipsychiatrie.

So viel Geschichte – welche Perspektive auf den Strom der Zeit, welche Einsicht in die Vergänglichkeit. So verläuft Kommen, Dasein, Abtreten in der großen Kette des Lebens in die unbekannte Zukunft hinein. Der Einzelne taucht aus dem dunklen Strom des Unbekannten auf, schwimmt eine Zeit lang an der Oberfläche mit, verschwindet dann wieder im Heimgang in das allgemeinsam Urhervorbringende, welches uns auch wieder zurücknimmt.

„Was weiß der Psychiater vom Menschen?"
Diese Frage eines Patienten begleitet mich seit mehr als 30 Jahren. Sie enthält die Frage nach dem Menschenbild und damit dem Krankheitsverständnis, auf dem psychiatrisches Handeln fundiert ist. Gewiss gilt heute weitum das bio-psycho-soziale Konzept von George Engel (1977) nicht nur für die Analyse von Krankheiten. Gemeint sind ja wichtige Anteile: körperliche, speziell zerebrale, psychische (in vielen verschiedenen Denkmodellen z.B. nach dem Charakter, der Persönlichkeit, Psychodynamik, Psychoanalyse und ihre Nachfahren, Behaviorismus u.a.), soziale (makro- und mikrosoziale, kulturelle u.a. Umwelteinflüsse). Man kann die personüberschreitende, transpersonale Dimension noch eigens nennen (Tafel 1). Die Frage des Patienten betrifft auch die Einordnung, die *Topographie der Psychopathologie* im Kosmos des Bewusstseins. Worauf bezieht sich Psychopathologie? Gegenstand der Psychopathologie sind Erfahrungen, Erlebnisse, Leistungen (resp. Fehlleistungen) und Verhaltensweisen im Alltags- oder Tageswachbewusstsein, die den Träger infirm machen, weil sie sich dysfunktionell auf die Bewältigung der Alltagsaufgaben (Coping) auswirken. Damit gewinnen sie Krankheitswert. Der Bewusstseinsbereich, in dem Psychopathologie zu ihren Beobachtungen und deren Verknüpfungen in Verstehen und Erklären kommt, ist das Tageswachbewusstsein.

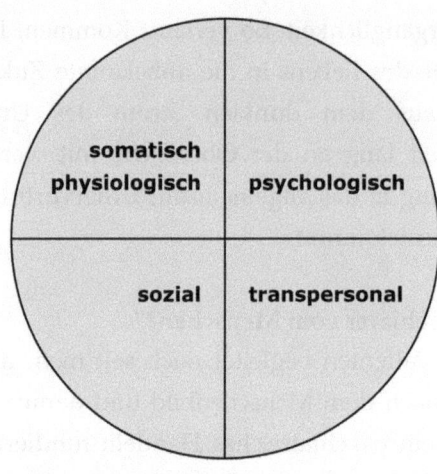

Tafel 1: Das Menschenbild

Es gibt keine Psychopathologie des Außeralltagsbewusstseins (des Unter-, des Überbewusstseins, vgl. Scharfetter 1995b, 1996b, s. auch S. 71). Es gibt keine Psychopathologie des Traumbewusstseins, wie sehr am Traum die Aufhebung der Ordnungsstrukturen des Tageswachbewusstseins, von Ort, Zeit, Logik, Identität, Moral und Ethik beeindrucken mögen – so sehr, dass schon viele Psychiater den Traum mit der Psychose eines wachen Menschen verglichen.

Ähnliches gilt für die Erlebnisse außergewöhnlicher Wachbewusstseinszustände, deren Inhalte positive Ich-Auflösung im Sinne von Gefühlen kosmischer Verschmelzung, negative Ich-Auflösung, das sind angstvolle Ich-Desintegrationserlebnisse, und perzeptive Umgebungsveränderungen (Dittrich 1996) Parallelen zur Psychopathologie zeigen können. Aber diese Erlebnisse werden erst zum Gegenstand von

Pathologie, wenn sie die Alltagsbewältigung beeinträchtigen. Im Blick auf die Konzeption eines Unbewussten im Gegensatz zum Bewussten gilt auch: es gibt keine Psychopathologie des Unbewussten. Es gibt nur mehr oder weniger klinisch brauchbare (viable) Konstrukte, was im hypothetischen Raum des Unbewussten ablaufen könnte: Verdrängung, Verleugnung, Projektion, Spaltung etc. Diese supponierten Vorgänge sind nicht per se pathologisch, sind u.U. sogar nützlich. Aber ihr Einfluss auf die Lebensbewältigung kann negativ werden – und das ist das Gebiet der Psychopathologie.

Die Frage des Patienten zielt ferner direkt auf das *Wissen*. Was weiß der Psychiater, meint er zu wissen? Welche kognitiven Schemata hat er in seiner Sozialisation zum Psychiater internalisiert? Wie sehr ist er in diese eingebettet, in seiner Sicht auf den Menschen in gesunden und kranken Tagen bestimmt, so dass er die Welt, den Mitmenschen, den Patienten nur noch in festgelegten Perspektiven „sieht", in Schablonen, deren Viabilität, Tauglichkeit, gar epistemologische Validität gar nicht hinterfragt werden?

Körper und Psyche – das sind zwei Perspektiven auf den lebendigen Organismus. So berechtigt der Dualismus epistemologisch ist – er darf nicht als ontologischer Dualismus genommen werden. Feuchtersleben (1845) sprach von der künstlichen Abstraktion von Körper und Psyche, von der gefühlten, erfahrenen Einheit des Gemein- und Selbstgefühls in der organismischen Subjektivität („der begeisterte Leib"):

Die Tatsachen der Anschauung (von Welt und Ich, Leib und Seele) und des Bewusstseins (vom Ich als Subjekt) fühlt der Mensch in seinem Ich völlig als eins; dass es zwei Welten sind (...) findet er nur erst durch trennende Abstraktion (78).

Aus dem Gemeingefühl geht das Selbstgefühl hervor. Das Selbstgefühl vereint also Empfindung und Vorstellung in sich, in ihm durchdringt die Subjektivität den organischen Leib (137).

Bewusstsein als Ermöglichungsgrund von Lebendigkeit und Erfahrung

Bewusstsein wird dem Menschen, der selbst als inkarniertes Bewusstsein gedacht (!) werden kann, nur mittels dieses inspirierten Leibes erfahrbar. Dieser ist Medium der Manifestation und Rezeption des Bewusstseins. Das Psychische, Mentale erscheint als eine Qualität des Lebendigen, die nicht allein auf Morphologie und Physiologie, schon gar nicht nur des Menschen, reduziert werden kann. Im Kielwasser des indischen Konzeptes von Atman-Maha-Atman-Brahman spekuliert die spiritualistisch-idealistische, vitalistische Philosophie über einen gemeinsamen transpersonalen, metaphysischen Ermöglichungsgrund des Biologischen und Mentalen-Psychologischen. Die letzte Identität ist gefasst in der Formel (Upanishaden): „tat twam asi", d.h. das bist du selbst.

Das Hirn kreiert Bewusstsein: das Paradigma der Neurobiologie

Die modernen Naturwissenschaften treten gar sicher auf in ihrem brain-mind-Dualismus und der Primärsetzung des Gehirns, welches Bewusstsein erzeuge (als Beispiel sei hier Damasios Arbeit von 1999 genannt, die den Titel trägt: „How the brain creates the mind?")[11]. Als primär gesetzt ist das Gehirn, sekundär ist das Produkt der Gehirnfunktion: mind (Bewusstsein). Es wird gar nicht mehr nach Alternativmodellen gefragt, z.B. ob nicht das Gehirn statt im Gleichnis des Generators besser als

---

[11] Grundsätzlich wichtig: Bennett and Hacker 2003.

Transformator vorgestellt wird. Die Fülle externer und interner Wahrnehmungen (sensory events) werde wie eine „multi-media-mind-show" via Repräsentanzen (interne dem Gehirn angepasste Bilder) verarbeitet. Alle diese Repräsentationen tragen den Charakter des Selbstbezuges (sense of self). Suggestivkräftige Formeln und Tautologien sollten nicht die Setzung verdecken: das Gehirn kreiere Bewusstsein. Was aber kreiert das Gehirn, die Moleküle, die Gene, was ermöglicht das Funktionieren des lebendigen Organs Gehirn, welche vis vitalis schafft – in nondualistischer Formulierung ausgedrückt – den Funktionskomplex MIND-BRAIN, dessen eine Seite, Ansicht die Morphologie und Physiologie des Gehirns ist, dessen anderer Aspekt das Bewusstsein? Es geht nicht um das Recht-Behaupten des Non-Dualismus gegen den Dualismus der Neurobiologie mit ihrer Reduktion auf einen Bewusstseins-Emergentismus.

Dem Gehirn werden in der „Übersetzung" (Interpretation) der Neurobiologen Funktionen wie Wissen, Denken, Entscheiden, Fühlen etc. zugeschrieben (vergleichbar dem, was die Psychoanalyse Freuds dem Unbewussten zuschrieb). Das Gehirn „denkt" nicht, aber der Mensch braucht das Gehirn, um denken zu können. Ebenso gilt: das Auge sieht nicht (auch nicht der Okzipitallappen), aber wir brauchen das Auge (und das Gehirn), um sehen zu können. Voraussetzung der mentalen Funktionen (mind, Psyche, Bewusstsein) ist ein intakter lebendiger Organismus.

So wird die verkürzte Redeweise („das Gehirn denkt") deutlicher. Diese erklärt nicht, was das Wort „denken" alles bedeute, wie das Gehirn dies leiste und schon gar nicht, was das Gehirn als Teil des Gesamtorganismus lebendig sein, das heisst aktiv sein lässt (Bios).

Bewusstsein im weiten Sinne kann als Erlebnismöglichkeit aufgefasst werden und ist dann mit Lebendigsein gleichzusetzen. Bewusstsein in diesem weiten Begriff ist gedacht als Ermöglichungsgrund, dass überhaupt etwas erlebt wird. Erleben im grundsätzlichen Sinn ist dabei verstanden als eine Lebensfunktion, die in elementarer Form schon im Einzeller mit seiner Differenzierung von Afferenz und Efferenz, zentripetalem und zentrifugalem Geschehen, also primordialem Selbstbezug, gegeben ist.

Bei höheren Lebewesen, am deutlichsten beim Menschen, erlaubt der neuro-biologische Organismus, das Gehirn, die Annahme von Bewusstseinsfunktionen (mentalen Vorgängen) im engeren Sinn von Gewahrsein, Eingedenk-Sein, gar Reflexion. Hier ist die Differenzierung bewusst – unbewusst sinnvoll, auch die Unterscheidung von einem Tageswachbewusstsein, Unter- und Überbewusstsein (s. Scharfetter 1995b, 1996b). Das *eine* Bewusstsein vermittelt uns, erlaubt uns, viele Welten zu erleben (Scharfetter 2000). Das Bewusstsein (i. S. von Eingedenk-, Gewahrsein) der Perspektivität unserer Weltsicht und damit der relativen Gültigkeit aller Weltdeutung, der denk-, sprach-, kulturabhängigen Bedeutungs-Attribution, also der Schöpfung (Kreation) von Bedeutung in einem Denk- und Sprachakt als menschlicher Poiesis lässt ahnen: die Grenzen der Wahrheit, die Relativität der Realität, die Bedeutungslosigkeit des Universums (weil Bedeutung menschliche Zuschreibung ist), seine Gleichgültigkeit (vgl. Lao tse, Spruch 5: Himmel und Erde sind ungütig, nicht menschenfreundlich).

Das *eine* Bewusstsein mit den Funktionen Affekt und Kognition
Denken und Emotion, Logik und Affekt, Kognition und Affektivität sind die in der *abendländischen* Kultur- und Wissenschaftsgeschichte auseinander geratenen, „dissoziierten" und dann zu Funktionskomplexen verselbständigten Geschwister aus gleichem Stamm: Verstand und Gemüt (indisch manas).

Sie gehören einer Person an. Diese, das Subjekt bildet die „Schale", das Gefäss, den Container aller mentalen Funktionen. Synaisthesis nannten die Griechen das Bewusstsein: zu Einem verbundene Aisthesis, welche Gefühl und Wahrnehmung (i.w.S. Affekt und Kognition) zusammen bringt. Bewusstsein als Erlebnismöglichkeit umfasst Bewusstes und in verschiedenem Grade Unbewusstes. Träger, Unterlage (Hypostase, Subjectum) „ist" die Person. Was sie „ist", bleibt dunkel. Wer schafft Ich-Bewusstsein, Selbstgefühl? Die Ursprünge sind in den Regulationszentren von Afferenz und Efferenz evolutionär früher Lebensformen zu vermuten. Subjektsein ist jedenfalls nicht ein Reservat des Menschen.

Die Person ist es auch, die psychotisch werden kann: Verlust der Orientierung in sich selbst und in Ort, Zeit, Sinngehalt der Situation und sekundär der Selbstverfügung. Darin ist die Dysfunktionalität begründet, das Versagen in der Bewältigung der Lebensaufgaben. Die Dekomposition der Person, das Scheitern des Ich-Selbst-„Systems" hat oft seinen Ursprung in einem Übermass („Reizüberflutung" durch Emotionen und perzeptiven Zustrom) oder in einem Defizit (Deprivation) an affektiver und kognitiver Beanspruchung und wirkt sich in Befindlichkeit (Stimmung) und Perzeption aus[12].

Dass für das Psychotischwerden nicht nur das Gehirn, sondern auch das Herz, Verstand und Gemüt, maßgeblich seien, wurde von Psychiatern des 19. Jahrhunderts klar gesehen (z.B. Heinroth 1818, Ideler 1835, Guislain 1838, Griesinger 1845). Maier (1908) schrieb eine Psychologie des emotionalen Denkens.

Besonders die Plus-Symptome Wahn und Halluzinationen boten sich für

---

[12] Ciompi (1982, 1988, 1993, 1998) ringt in seinen Werken um die „fraktale Affektlogik" als Interpretationsmodell individueller und kollektiver Psychologie und Psychopathologie. Es entfaltet sich als anthropologisches, evolutionistisches, kulturhistorisches, politpsychologisches (Ciompi & Endert 2011) Deutungsinstrument. Genauere Diskussion s. Erstauflage dieses Buches.

eine Deutung durch die überstarken (im Verhältnis zum relativ schwachen, disponierten, vulnerablen Menschen) *passiones*, Leidenschaften an. Diese, d.s. Wünsche, Triebe, Sehnsüchte, konnten durch innere Bedingungen oder infolge unerträglicher Lebenseinflüsse eine solche Macht gewinnen, dass sie ein Individuum in eine Psychose treiben konnten. Die *passiones*, das Pathos schuf Leiden, *pathemata*. Diese Emotionen waren die Kraftquelle, die Wirkkräfte für die kognitive Verrückung von Selbst und Welt. Ab einer gewissen Affektstärke kann die Person den Druck nicht mehr beherrschen, kontrollieren, behalten, dann erfolgt die Dekompensation in der Zerstörung der Ichheit (Heinroth 1818) oder der Bau einer eigenen neuen Welt im Wahn (Ideler 1835). Heinroth (1818) schrieb von der Störung der Ichheit, der psychischen Ökonomie aus maßloser Leidenschaft. Ideler (1838) zeigte, dass eine lebensgeschichtlich konsequente „Entwicklungsreihe" in den Wahn führe, „in welchen die geheime Geschichte seines Verstandes und Herzens verborgen liegt" (707). Er hat das für viele Wahnentwicklungen ausgearbeitet. Das Gemüt schafft sich selbst eine Welt (1835, 742).

Feuchtersleben (1845) sprach vom Selbstgefühl, stammend aus dem Gemeingefühl. „Das Selbstgefühl vereint also Empfindung und Vorstellung in sich." (137).

Bei Griesinger (1845) lesen wir: „Von der Art und Weise und von der Leichtigkeit, mit der das Ich in der Form der Gefühle und Gemüthsbewegungen afficirt wird, hängt allerdings ein größerer Teil der psychischen Reaktionsweisen des einzelnen Menschen und damit der individuellen Eigenthümlichkeit ab" (44). Eigens erwähnte Griesinger „die größere psychische Empfindlichkeit, (...) den Zustand, wo jeder Gedanke auch zu einer Gemüthsbewegung wird, daher der rasche und leichte Wechsel der Selbstempfindung und der Stimmungen" (117).

Wie viel von der späteren Diskussion um die Bedeutung der Affekte für die Genese der Paranoia haben diese frühen Psychodynamiker vorweggenommen. Gaupp und Kretschmer verfielen dem Bannfluch von Kraepelin, wandten sich an E. Bleuler (s. Scharfetter 1999e), welcher selbst die Affektivität für die Wahnentwicklung als wichtig erkannt hatte (Bleuler 1911, 311): das affektiv gesteuerte Wahnbedürfnis. Eugen Bleuler – und mit ihm Jung, 1907 – folgte früh den psychodynamisch-verstehenden Interpretationen von Freud (Trieb als Affekt).

Darf man die Schizophrenie als Affektkrankheit deuten? In meiner Sicht fehlt hier wieder das Subjekt, das Selbst, die Ich-Erfahrung – Träger von Affekt und Kognition. Die heterogene Gruppe der Schizophrenien hat einen gemeinsamen experientiellen, d.h. Erfahrungskern: die Pathologie des Ich in den fünf basalen Dimensionen der Vitalität, Aktivität, Konsistenz-Kohärenz, Demarkation und Identität.

Die Person des Schizophrenen, sein Selbst, sein Ich erleidet affektiv-kognitiv diese schwerste Form der Dissoziation, die Fragmentation des Ich (Scharfetter 1999a). Die Frage, ob die Schizophrenien primär Affektkrankheiten seien, geht in meiner Sicht ebenso am eigentlichen morbiden Kern, dem Ich/Selbst, vorbei wie die, ob sie kognitive Störungen ausdrücken. Gewiss können Schizophrenien als Beispiele für affekt-logische Entgleisungen gedeutet werden, aber nicht ohne die Frage: wer erlebt denn diese affektiven und kognitiven Veränderungen? Die Selbsterfahrung, das Ich-Gefühl enthält affektive und kognitive Elemente. Keines darf m.E. als primär gesetzt werden. Der „Container", die Person erträgt die affektiv-kognitiven Veränderungen schwer oder nicht, und reagiert darauf mit Selbstrettungsanstrengungen und Symptomen.

Die Schizophrenien sind primär m.E. weder Affekt- noch Kognitions-krankheiten, sondern schwere Ich-Krankheiten. Was diese Bewusstseins-gestalt „Ich selbst" sei, was sie ermöglicht, was die temporäre Kohärenz und Differenzierung selbst in der Ich-Krankheit ermöglicht, die z.B. zur paradoxen Mitteilung des Schizophrenen „ich bin tot" führen kann, das bleibt dunkel. Meines Erachtens wird dieses Dunkel durch das Primärsetzen von Affekt und/oder Kognition nicht aufgehellt, das Rätsel nicht gelöst.

Menschenbild und Wertwelt

„Was weiß der Psychiater vom Menschen?" diese Frage bedeutet weiter: welches ist des Psychiaters Wertwelt, welches seine Ethik und Moral? Welches Selbstbild korrespondiert mit welchem Menschenbild? Da Wissen Ausdruck der Bildung eines Menschen ist, ist in dieser Patienten-Frage auch in nuce enthalten: Wen habe ich vor mir? Kann ich mich dem anvertrauen? Wie wird er mir antworten, als ein in die Verantwortung seiner ärztlichen Aufgabe Gestellter entsprechen? Wird er mich zum Symptomträger einer Gen-Abweichung, einer Gehirnstörung, eines supponierten Missbrauches reduzieren? Wird er mich in projektiver Abwehr eigener Morbidität als eigentlich Gesunden in einer verrückten Welt ideieren und somit für seine Protest-Ideologie missbrauchen? Wird er mich wie eine Datenbank, wie einen Speicher, Steinbruch gebrauchen, befragen und anhören – und sich dann in seine Schreibstube zurückziehen, um sich in einem voluminösen exegetischen Werk über meinen Leidensweg schriftstellerisch zu manifestieren? Wird er Graphoelemente meiner elektrischen Hirnaktivität oder isolierte Metabolismen wichtiger nehmen als mein Erleben meiner selbst und meiner Welt in meiner Lebensentwicklung? Diene ich ihm für seine Karriere, seinen Ruhm oder halte ich ihn mit meinem Leiden eher davon ab? Ist er ganz da, fähig, sich in reiner Präsenz zur Verfügung zu stellen? Lässt er verwandtschaftliche Nähe zu zwischen sich als (zumindest der Fassade nach) Repräsentanten des Gesunden und mir als dem Kranken? Erfährt er die verbindliche Nähe des „tua res agitur"? Oder besteht für ihn eine Kluft zwischen gesund und krank, zwischen Psychologie und Psychopathologie? Erhebt er sich zur Macht eines großen Sozialgefälles zwischen Heil-Experten und Hilfesuchendem?

Solche und ähnliche Fragen melden sich, wenn wir uns wirklich einlassen auf die zitierte Frage des Patienten.

Die Frage des Gegenübers induziert eine Kette von Fragen im Anderen, sofern er bereit ist, sich affektiv-kognitiv einzulassen: sich befruchten lassen von einer Frage, deren Explikation so viele weitere erscheinen lässt.

Die Antwort kann nie nur in Worte gekleidete Information sein. Die Antwort ist letztlich die gelebte und zur Verfügung gehaltene Präsenz im Zuhören, im Reden, im Schweigen, im diagnostisch-kurativen Handeln.

Logos und Mythos, Empirie und Methodik

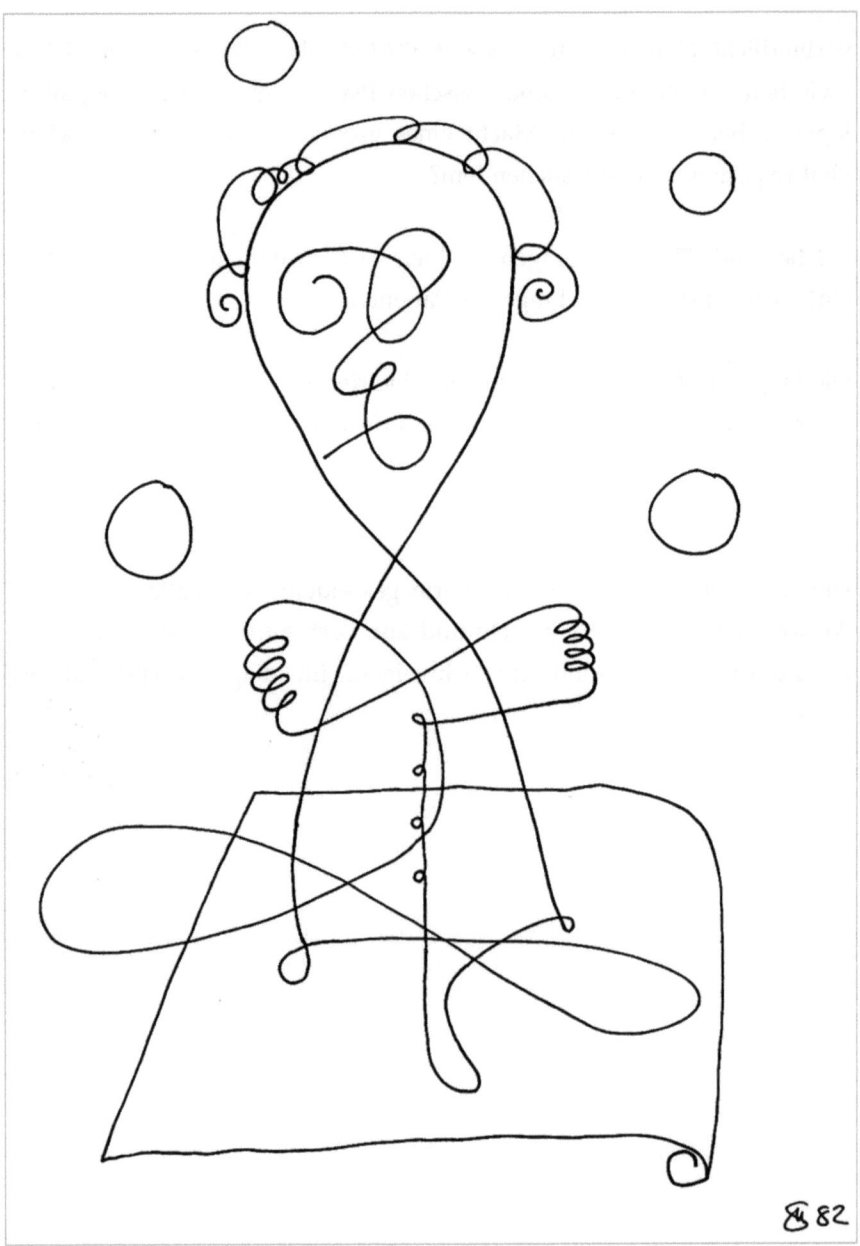

Logos und Mythos, Empirie und Methodik

Psychopathologie steht vor grundsätzlichen Fragen der Epistemologie: Wie komme ich zur Erkenntnis anderer, wie zur Selbsterkenntnis? Und welche Methodik ist welcher Fragestellung angemessen?

Perspektivität begrenzt die Sichtweite
Die Perspektivität beschränkt die Sicht auf einen Beobachtungsgegenstand – und so auch auf den Menschen. Das relativiert die Erkenntnis. Jeder Mensch sieht von der angezielten „Sache" nur einen Teil, einen Ausschnitt, sein Abbild mit seiner persönlichen und kulturell geprägten Bedeutungsgebung im jeweiligen Interaktions- oder Begegnungskontext. Das heißt, ein Lebenspartner „sieht" anderes, findet an einem Patienten anderes vor als z.B. dessen Mutter, Vater, Geschwister, Bekannte, Freunde, welche selbst wieder nur je partikuläre Aspekte gewinnen.
Ein Hausarzt trifft anderes an als ein Psychiater, ein Psychodynamiker anderes als ein Systemiker, ein Psychotherapeut anderes als ein Gutachter oder ein an Standardinstrumente gebundener Forscher, eine Pflegeperson anderes als eine Ergo-, eine Physiotherapeutin.
Aber es gibt einen Überschneidungsbereich der Perspektiven – eine Art gemeinsamen Nenner des Wahrgenommenen und Aufgefassten: das nennt man die *im intersubjektiven Konsensus gegebene Realität* (die selbst radikale Konstruktivisten in einer Art doppelten Buchführung anerkennen müssen). Im Wortspiel könnte man sagen:
„Wir Menschen wähnen uns durch unsere Welten hindurch – und den Überschneidungsbereich unseres Wähnens nennen wir Realität."
Die indische Philosophie mit Gedanken zur wahren Wirklichkeit und zum Schein, der Maya, hat zu diesem Gefangensein im Schleier der Illusion viele Gedanken hervorgebracht.

Intersubjektivität und interpersoneller Konsensus

Intersubjektivität – der Begriff ist in Husserls transzendentaler Phänomenologie (1973) erkenntnistheoretisch, nicht kommunikationspsychologisch gemeint. Intersubjektivität ist gedacht als transzendentale Voraussetzung (i. S. von Kant) der Gestaltung einer gemeinsamen Lebenswelt. Sie bedeutet „Bewusstseinsvergemeinschaftung". Diese ermöglicht die einfühlende Wahrnehmung des anderen in „analogischer Appräsentation". Der Erfahrung der eigenen Leiblichkeit korrespondiere die Wahrnehmung des Anderen als „analoge" Leiblichkeit. In solcher Appräsentation werde die Subjektivität des Anderen empathisch erfahren. Die intersubjektive Konstitution von gemeinsamen (subjektiven) Lebenswelten gestalte durch die „intersubjektive Betreffbarkeit" eine (transzendental-phänomenologisch gemeint) „objektive" Welt. Diese sei im Ideal eine Welt universaler intersubjektiver Betreffbarkeit und logischer Begrifflichkeit. „Die Welt selbst... ist... ein psychisches Gebilde, Ideengebilde" (546/547), verkündet Husserl, als ob er sich diesen alten Gedanken als eben selbst entdeckt attribuieren würde. Man möchte Gretchen aus dem Faust zitieren: „Du lieber Gott, was so ein Mann nicht alles, alles denken kann" (J.W. Goethe, Faust I, V, 3211/12). Schlichter ausgedrückt, geht es um den alten Gedanken des Konstruktivismus: unser Bewusstsein gestaltet uns als Teilhaber eines humanum commune Bilder unserer Welt. Der Überschneidungsbereich dieser Bilder, welcher interpersonellen Konsens findet, heißt Realität (die Schatten aus Platons Höhlengleichnis, Maya im Indischen, ordinary reality i. S. von Castañeda).

Intersubjektivität i. S. von Husserl, getragen von einem personalen Ich, ermöglicht – kommunikationspsychologisch – Interpersonalität. Interpersoneller Austausch verstärkt die Intersubjektivität So könnte man sich die Denkspuren Husserls übersetzen. Wie könnte man sie denn in der Praxis des diagnostischen und therapeutischen Handelns zur Bewährung bringen? In der therapeutischen Dualität stellt sich die Person des Therapeuten der Person des Patienten zu der besonderen „Bewusstseinsvergemeinschaftung" zur Verfügung. Darin kann sich die Psychopathologie des Patienten wandeln und im besten Fall aufgegeben werden: Wiederherstellung einer gemeinsamen Welt. Benedetti (1992) sprach von der Positivierung der Psychopathologie in der therapeutischen Kommunikation. Diese Beziehung geschieht in einer existentiellen Betroffenheit des Therapeuten, sie ist nicht technisch handhabbar und intentional machbar.

Über die Voraussetzungen von Intersubjektivität in der Person für das Geschehen von Interpersonalität wissen wir wenig. Über den Gedanken, dass interpersonelle Zuwendung und Begleitung die (transzendentale Voraussetzung der) Intersubjektivitat stärke, mag der Therapeut lächeln: ist solcher Denkweg dazu nötig?

Für die Konstitution der Realität ist außer der Intersubjektivität im Sinne von Husserl (1973) eine dem Gesunden eigene Flexibilität, Elastizität der Bewusstseinshelligkeit, -weite, -tiefe mit der Möglichkeit der Annäherung der Perspektiven wichtig.

Diese Flexibilität ist eingeengt im Dementiellen Syndrom und im Depressiven Syndrom, bei manchen Persönlichkeiten in diesem Umkreis (depressiv i. S. der Dysthymie, ängstlich vermeidend, selbstunsicher, anankastisch).

Den Maniker hingegen kann die gesteigerte Flexibilität bis zum unverbindlichen sprunghaften Wechsel vielfältiger Perspektiven hinreißen.

Wer stark, d.h. in einem die Lebensbewährung beeinträchtigenden Maß aus der intersubjektiv kommunikablen Welt in eine autistische, idiosynkratische Eigenwelt austritt, sich darin verliert, einkapselt, wird von den anderen als Wahn-Träger eingestuft. Das wahnhafte Irren Einzelner bedeutet die Absonderung von dem, wovon alle überzeugt sind, was alle für selbstverständlich, fraglos sicher halten. „Überzeugungen sind gefährlichere Feinde der Wahrheit als Lügen", schrieb Nietzsche 1879 (Menschliches, Allzumenschliches, 1, 9, 483). Die Überzeugung ist erlebnismässig für den Betrachter nicht deutlich unterschieden von der Unbeirrbarkeit „wahrer" Einsicht Einzelner (man denke beispielsweise an Kopernikus), die tiefer, weiter sehen, erkennen als ihre Zeitgenossen. Damit wird man einer Dimension des Erkennens gewahr: Der Überschneidungs-, Deckungsbereich der Weltsichten vieler wird Realität genannt (i. S. der *ordinary reality* von Castañeda, 1974) . Ein einsames, pionierhaftes Erkennen kann sich nicht auf den Konsens anderer, gar vieler stützen. Der Konsensusbereich wird immer kleiner, je originaler, innovativer die neue Sicht ist. Das gilt zum Teil auch in der Psychotherapie. In der Dualität von Patient und Therapeut kann eine Deutung stimmig erscheinen, die andere befremden würde. Ähnliches geschieht in Überzeugungen von Gruppen, Schulen von Adepten, in Sekten und ähnlichen Sondergemeinschaften (schon innerhalb des Selbstbildes bestimmter Berufsgruppen), die Deutungsmuster und Wertattributionen indoktrinieren.

Individuelle Selektion und Deutung
Welches sind die Antezedentien, oft unreflektiert, gar unbewusst, die zur Selektion eines Forschungsgebietes und zur Deutung eines Geschehens führen: im Zeitgeist gründende, in der Person des Forschers gelegene? In allem Deuten ist der Deutende mindestens so wichtig wie der zu deutende Sachverhalt.
Wie ein Mensch in seiner Sozialisation (Enkulturation) in eine bestimmte

Denkbahn gerät, welches Paradigma er als Vehikel seines Denkprozesses, als Baustein seines Denkgebäudes gebraucht, liegt an seinem Charakter und seiner Entwicklung. Ethos anthropo daimon, d.h. sein Wesen ist des Menschen Schicksal – das gilt auch hier. Das Denkgebäude kann zum bequemen Heim, über das hinaus nicht mehr gesucht wird, ja gar zum Gefängnis werden. Das Denkgebäude kann den Denker wie ein Netz eingarnen, er bleibt in seinem Bereich, Fragestellung, Stil, Sprachfassung gefangen. Viele Denknetze in Philosophie, Psychologie, Psychiatrie belegen das. Beispiele aus dem 20. Jahrhundert sind Heideggers idiosynkratische Versuche über Dasein, Seiendes, Sein, Freuds Menschenbild als Generalisierung seiner eigenen Thematik, Kraepelins nosopoietische Ausformung seines Krankheitssystems, Eugen Bleulers Schizophreniekonzept. Das Werk wird zum Psychogramm des „Werkmeisters", wie das Bild, die Plastik, die Poesie, die Symphonie zu dem des Künstlers.

Wie kommt ein Autor zu seinen, d.h. ihm gemässen Suchen, Fragen, Forschen, Antworten, Deutungen?[13] Auch ohne jeweils befriedigende Antwort darauf ruft schon die Frage selbst Vorsicht, Skepsis hinsichtlich der Gültigkeit der Interpretationswelten wach.

Deuten ist unumgänglich. „Die Welt" ist immer eine vom Menschen gedeutete. Alles Deuten ist grundsätzlich unabschliessbar, nie ist etwas endgültig verstanden. Allerdings kommt der einzelne Interpret mit seiner Deutungsbemühung schon an ein Ende (nicht: das Ende). Die Reliabilität von Deutungen wird auf den Konsensus mit anderen Interpreten gestützt; Schüler, Adepten, Verehrer, Abhängige stimmen eher zu. Die Validität von Deutungen ist kaum seriös zu belegen; oft bleiben nur Feststellungen wie „einleuchtend, plausibel, überzeugend".

---

[13] S. Henrich 2011 „Über die Genesis philosophischer Einsichten".

In der Relation Patient – Therapeut trifft das Selbst des Patienten implizit, ungesteuert, selegiert kommuniziert mit dem des Therapeuten zusammen, der sich in bestimmter Funktion und Intention einbringt und sein Repertoire an Interpretationsinstrumenten mitbringt. Welche, das hängt von seiner Rolle (Diagnostiker bestimmter Schule, Therapeut, Gutachter, Forscher), seiner Ausbildung, seinem Menschenbild, Leib-Seele-Konzept, Wissenschaftsverständnis ab, seiner Intellektualität im Verhältnis zur Empathie, Compassion, Caritas. Solche mannigfachen Bedingtheiten des Interpreten werden besonders in der Konfrontation vom Psychiater mit kulturfremden, gar analphabetischen, bezüglich seelischer Vorgänge sprachlich ungeübten Patienten deutlich. Überzeugte Hirnforscher vermuten überall Hirnanomalien, orthodoxe Freudianer Libidopathologie und Oedipuskomplex, Jungianer mythisch-archetypische Reminiszenzen, Sozialkritiker familiäre und gesellschaftliche Pathogenität, andere spirituelle Krisen etc. Milarepa: „Doch hüte dich und lerne unterscheiden."

Erfahrung – lebensführend und verführend
Erfahrung kann lebensführend sein, von der Sinnerfüllung bis zum Märtyrertum für einen Glauben oder eine Leitidee. Aber Erfahrung ist beeinfluss- und steuerbar, kann (suggestiv, un- oder vorbewusst) manipuliert werden vom Meister, Lehrer, Guru, vom Demagogen, vom Zeitgeist. Woran ermisst sich, ob Erfahrung genuin und authentisch ist? Sie muss der kritischen ehrlichen Selbstreflexion standhalten. Aber genügt das? Wir sind vorsichtig geworden, nicht nur von den geschichtlichen Schwankungen von Überzeugungen und ihren Auswirkungen in Religionen und Völkern belehrt. Die Kultur, der Zeitgeist determinieren „Erfahrungen", ob nun von vermeintlichen früheren Existenzen (Reinkarnationsdoktrin), von vorgeburtlichen Einflüssen (pränatale

Psychologie), von perinatalen Geschehnissen, die eine biographische Gestalt formen sollen, oder von postnatalen Erfahrungen, deren historische Faktizität nicht erweisbar ist. Unsere Zeit hat das False Memory Syndrome konzipiert – eine Antwort auf die Verunsicherung durch modische Kausalattributionen. In der New-Age-Workshop-Kultur werden „Erfahrungen" induziert – von Satori über Kundalini bis zur Ekstase, sei sie religiös, tantrisch, erotisch, psychedelisch, neo-schamanisch o. a. So werden auch Erinnerungen „gemacht", die als „ehrlich und echt" verfochten werden. Doch die Heftigkeit der Konfession ist kein Echtheitsbeweis, genauso wenig wie die Affektladung oder die Berufung auf Vision, Audition, Revelation. Das ist heute zu betonen, wo allzu leicht von Spiritualität und Mystik geredet wird. Ergreifenden erotischen, zwischenmenschlichen, Naturerlebnissen wird gewissermassen zur Wertgewichtsverstärkung das Attribut spirituell, mystisch, transpersonal verliehen.

Die Inkulturation, das implizite Vorwissen prägt, weckt Erwartungen, Hoffnungen. Die Sehnsucht, welche auf das Zeitgeistangebot trifft, verführt zu Erlebnissen, die die Leere des westlichen urbanen Menschen füllen oder wenigstens verdecken. Die Sprache gestaltet die Erlebnisse mit, kleidet sie ein mit den modischen Attributionen. So entstand die Leihidentität der Hippies, der Osho-Rajneesh-Verehrer, der Sekten-Adepten, der New-Age-Gurus.

Sogar Zen wird in dieser Welle weltanschaulichen Konsumismus, religiös-spirituellen Omnivorentums missbraucht – in Verkennung seiner vom Taoismus genährten kritischen, nüchternen Haltung, in welcher er dem ursprünglichen Buddhismus nahe kommt.

„Triffst du Buddha unterwegs, schlag ihn tot" – das ist eines der Beispiele für diese Haltung, die die Vorspiegelungen, Illusionen, Verführungen von solchen Bewusstseinsgestaltungen kennt.

„Das Tao, welches offenbar wird, ist nicht das Tao; das Tao, von dem man reden kann, ist nicht das Tao", schrieb Lao tse im Tao te king. Lao tse und Tschuang tse wussten auch, dass Tiefe oder Seichte einer Persönlichkeit (die Metapher von Wasser, See, Meer soll das nicht direkt Beobachtbare, das Erschlossene, Vermutete, Erahnte eines Charakters andeuten) ihre Erfahrungen, ihre Bedeutungsattribution und Spracheinkleidung mitbestimmen. „Je tiefer die Leidenschaften eines Menschen sind, desto seichter sind die Regungen des Göttlichen in ihm." (Dschuang Dsi, 46). Ein Flachwasser ist leicht bis in seine Tiefe bewegt, der Grund des Ozeans bleibt still, selbst wenn die Oberfläche von Stürmen aufgewühlt wird. Stille, Leer-Sein, das beredte Schweigen – das gehört zum Fasten des Herzens (l.c. 28 f.). Das ist der Prüfstein, ob sich in einer Anmutung eine lebenswirksame authentische Erfahrung ereignet hat oder ob der Clown nur Gewand, Schminke, Rolle gewechselt hat.

Welcher Persönlichkeit in welchen lebensgeschichtlichen und situativen Konstellationen Erfahrungen zuteil werden und welche Bedeutung diesen dann verliehen wird, aus Eigenem oder als Adept einer Zeitströmung – da sind viele Fragen offen.

Die Erfahrung ist anfällig für Täuschungen, heißt es schon bei Hippokrates. Und Erfahrung ist privat, idiosynkratisch, nicht übertragbar. Jeder muss seine eigenen Erfahrungen empfangen und bestehen. Der „erfahrene" Andere kann dabei helfen wie ein Geburtshelfer.

Bild-Gestaltung und Narration

Erfahrungen – die drängen zu einer Formung, Bedeutungszuschreibung und sprachlichen Gestaltung, zu einer Strukturierung in einen verstehenden Zusammenhang mit der gegenwärtigen Lebenssituation und dem bisherigen Lebensweg im umfassenden Sinne biographischer Entwicklung.

Erfahrungen werden in Geschichten eingebaut – narrative Kohärenz in individueller Ausformung, beeinflusst von kulturellen Deutungsmustern. Geschichten, das sind Mythen. Das Bewusstsein schafft Bilder von Selbst und Welt.

Logos und Mythos
Das Bewusstsein, dieses germinative Potential zu Kosmopoiesis, Mythopoiesis, Theopoiesis, erscheint als primordial, ursprünglich, wie der Logos bei Johannes: En archè ên hò lógos (am Anfang war der Logos). Wenn Logos das Uranfängliche genannt wird, ist der Logos auch als Quelle des Mythos zu sehen. Mythos kann als eine Gestaltung des Logos aufgefasst werden. Der Logos formt Erzählungen, Geschichten, Bildgeschichten, macht „den Reim" auf Ereignisse in Mythen. Vom (echten) Mythos sagte Kierkegaard (1844, 225): „Der Mythos lässt im Äußerlichen geschehen, was innerlich ist."

Der Logos verhilft aber auch zur Episteme, zum Wissen im Sinne von vernunft-, logikgeprüftem, rational erworbenem und rationaler Argumentation zugänglichem Wissen.

Der Mensch als Mythopoet
Unsere Spät- oder Nachaufklärungszeit ist nicht so mythenfern, wie sie von sich meint. Sie bringt fleißig „Verstandesmythen" (Kierkegaard 1844, 224) hervor: kognitive Konstrukte über Selbst und Welt nach den jeweils dominanten Paradigmen (s. Scharfetter 1999d).
Kierkegaard (1844) gab dazu schon ironisch-kritische Anmerkungen:

... indem wir uns daran erinnern, dass keine Zeit so behände gewesen ist, Verstandesmythen hervorzubringen, wie die unsere, welche selbst Mythen hervorbringt, indessen sie alle Mythen ausrotten will (224).

Kierkegaard sprach auch die überdehnte, inflationäre Begriffs-Generalisation an (der Abschnitt mutet wie ein Kommentar zur New-Age-Kultur und zur Transpersonalen Psychologie an):
In dieser Hinsicht ist unsere Zeit unermüdlich gewesen, ein jedes Ding dahin zu bringen, dass es alles bedeutet. Wie flink und unverdrossen sieht man nicht zuweilen den einen oder anderen Mystagogen eine ganze Mythologie prostituieren, um durch seinen Falkenblick jede einzige Mythe dahin zu bringen, dass sie eine Schnurre werde auf seiner Maultrommel? (258/9)

Szientistische Empirie
Der heutige Begriff von empirischer Wissenschaft stellt auf wiederholbare und möglichst vom Untersucher unabhängige Befunderhebung, Datenkreierung in standardisierter Weise ab. Damit wird die Variabilität des Beobachtungsgutes eingeengt, es wird vorgehend festgelegt, was die Suchvariablen sind. So geht die Möglichkeit verloren, neue Perspektiven zu erschließen, neue Aspekte aufzufassen. Und das Subjekt – der individuelle Träger des Erlebens und Verhaltens – gerät aus dem Blick. Die Wertsetzungen und die impliziten Modellvorstellungen des dominierenden Zeitgeistes bestimmen, was mit welcher Methode beforscht wird. Die Neurowissenschaften z.B. gehen vom Primat des Gehirns für die Manifestation von Bewusstsein, seine Formen und Inhalte, aus. Das Gehirn gilt als Generator von Bewusstsein – so sehr, dass kaum bedacht wird, dass das Hirn eher im Gleichnis des Transformators imaginiert werden könnte, der für den Menschen das In-Erscheinung-Treten des Bewusstseins ermöglicht (s. S. 38). Ähnlich folgt die Molekular-Genetik einer materialistischen Konfession: zuerst die biologische Materie (wie immer sie konzipiert sei), dann daraus die Emergenz der Psyche, des Charakters etc.

Gewiss: diese Paradigmen, die ähnlich schon um 1900 dominierten (Scharfetter 1999d), sind ergiebig für die Fertilisation des Forschungsprozesses. Aber wenn sie allein dominieren, werden sie zu Ideologien – und die sind allemal forschungsfeindlich, weil sie die Perspektive einseitig festlegen und andere Ansätze eliminieren, marginalisieren oder verkümmern lassen.

Personalität und Biographie
So ging der Psychopathologie Wesentliches weitgehend verloren: die Person, das Subjekt und damit die Werdensgeschichte als selbst- und beziehungsbildende Erfahrung. Die biographische Entwicklung führt im positiven Fall zu Selbstvertrauen, Selbstbewahrung, Autonomie, im negativen Fall von Missbrauch, Ausbeutung, Entwurzelung zu Unsicherheit, Ängstlichkeit, Ungeschicktheit und zu mangelnden Selbstbehauptungs- und Ausgleichsmöglichkeiten. Die erlittene, bewältigte oder überfordernde lebensgeschichtliche Entfaltung ist Gegenstand der Biographie-Forschung – Lebensgeschichte als (mehr oder weniger) kohärente bedeutungsträchtige Verknüpfung.
Heinroth (1827) zitiert dazu Esquirol:
Der Lebenslauf des Menschen ist die Geschichte seines Seelenlebens, und aus diesem Lebenslauf entwickelt sich, wenn er abnorm ist, die Seelenstörung (568).
Und Ideler (1838) mahnte, daran zu denken, dass hinter den sichtbaren Symptomen des Kranken „die geheime Geschichte seines Verstandes und Herzens verborgen liegt" (707). Nur eine eingehende, empathische und verstehende Aufarbeitung der inneren, der Erlebnis-Ketten und ihrer Verknüpfungen, die Beachtung der Stärken und Schwächen, Ausdauer im Durchhalten oder resignativer Demoralisation und Selbstaufgabe, werden mindestens zu einer heuristischen Antwort führen, wie

denn das psychopathologische Ereignis in der Biographie steht, welchen Stellenwert es darin hat, welche Botschaft Krise oder Krankheit vermitteln. Daraus sollten sich auch schon Hinweise darauf ergeben, welche Lebensumstellungen für die Heilung nötig sind.
Der Psychopathologe, der die Anamnese erhebt, also der biographisch gewordenen Lebensgestalt eines Patienten nachspürt, trägt in diesem interaktionellen Prozess zur narrativen Gestaltung der Lebensgeschichte bei. Dabei wird bald deutlich, dass eine biographische Erzählung nie abgeschlossen ist (s. dazu Jaspers 1959), ja dass in verschiedenen Stimmungen – das sind Ich-Zustände – je andere Erinnerungen mit anderer Gewichtung, Wertung auftauchen können. Jeder Ich-Zustand ist Träger eigener Erinnerungen, Schöpfer eigener narrativer Gestaltungen der Biographie. Darum kann das biographische Erinnerungsgut (z.B. die Kindheit, die Eltern) so verschieden, sogar widersprüchlich sein, je nachdem in welchem Ich-Zustand, in welcher Gestimmtheit das Gedächtnis die Geschichte ins gegenwärtige Bewusstsein einbringt. Dabei mag jede Geschichte für sich wahr, d.h. für den entsprechenden Ich-Zustand zutreffend sein. Die *ganze* Geschichte entsteht erst aus der Integration der Teilgeschichten (u. U. gerade in ihrer Widersprüchlichkeit), d.h. der narrativen Schöpfung (Kreation) einer biographischen Lebensgestalt. Erst das ganze integrierte Ich vermag synthetisch die ganze Geschichte als Bewusstseinsgestalt erstehen zu lassen (ein Ideal!) und in Wachstum und Wandel einzubringen.

Sinnsuche, Sinnfindung, Sinngebung
So wird das Krankheitsereignis zu einer hermeneutischen Aufgabe für Patient und Therapeut in ihrer Kooperation, in aller Vorsicht vielleicht sogar einen lebensgeschichtlichen Sinn in Krankheit und Krise für sich zu entnehmen. Der Mensch kann sich auch in der Krankheit noch als

Sinn schöpfendes, Sinn gebendes Wesen erfahren, in aller Bescheidenheit eingedenk, dass Sinn nie eine der Krankheit inhärente, implizite Sache ist, die man wie einen Kristall im Schotter bergen könne, sondern, dass Sinn eine Schöpfung, Kreation ist.

Es ist die buddhistische Geisteskultur der Achtsamkeit (Satipatthana) und der vier Gefühlshaltungen (Brahma-Viharas: Güte, Mitleid, Mitfreude, Gelassenheit), die zur sorgsamen Gestaltung eines therapeutisch heilsamen Interaktionsklimas führen kann, z.b. im Windhorse Projekt von Edward Podvoll (s. Podvoll 1990).

Empathisches Interesse des Therapeuten in der Zuwendung zum Patienten bahnt diesem die Offenheit und gibt den Mut zur Introspektion und Neuorientierung.

Religion, Spiritualität, Mystik

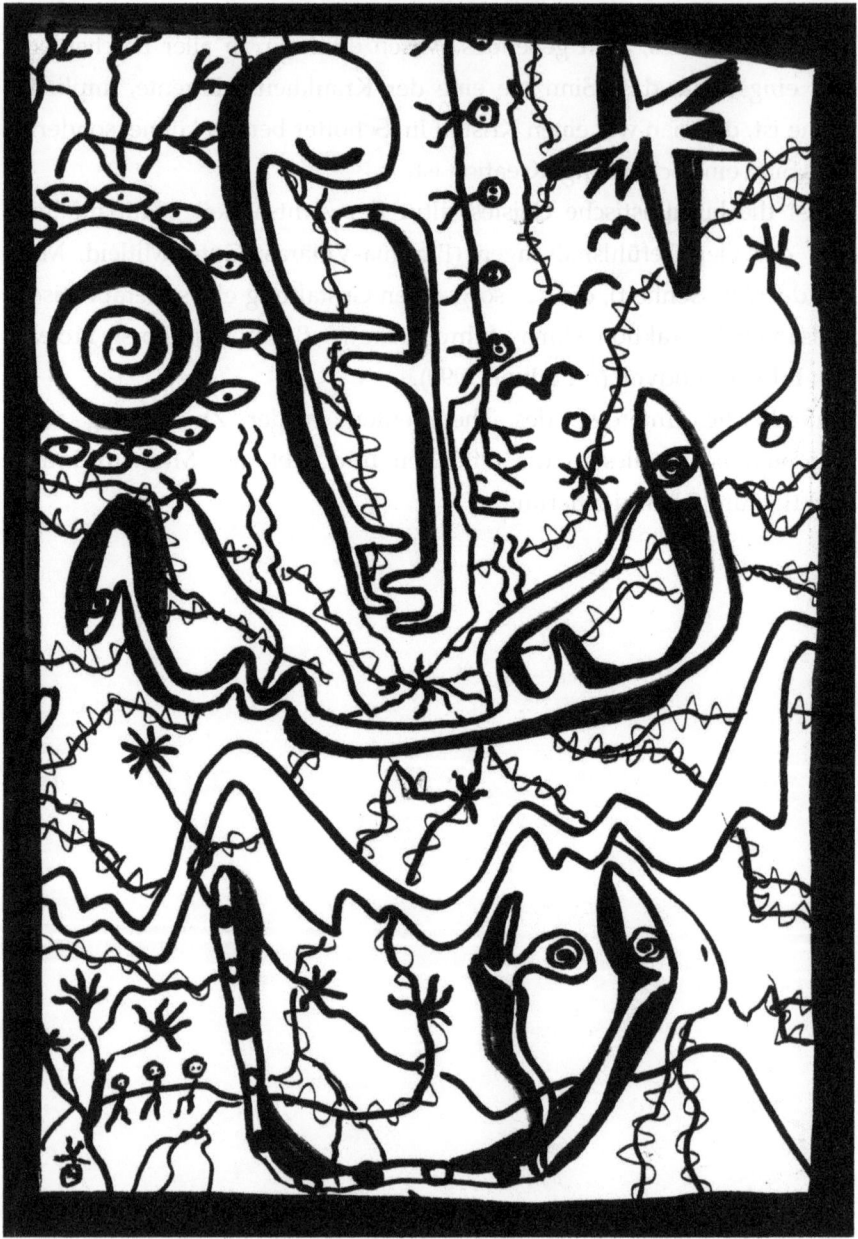

Religion, Spiritualität, Mystik

Diese drei Themenbereiche gehen den Psychiater grundsätzlich an: im Blick auf den Menschen, sich selbst, den Patienten. Der Psychopathologe sollte die Erscheinungsweisen, Inhalte und Auslöser besonderer Bewusstseinszustände kennen. Er sollte etwas von Religion im vorkonfessionell-übergreifenden Sinn und von verschiedenen Religionen wissen und sich den Bedeutungsgehalt von Spiritualität und Mystik sowie von Esoterik und Parapsychologie erarbeiten. Das Verhältnis von Psychotherapie und „spirituellen" Entwicklungshilfen in Leid, Verletzung (Trauma), Krankheit, Invalidität, Sterben und Tod ist zu klären. Die Krisen bei solchen Verfahren, Übungen, Workshops sind hinsichtlich Symptomatologie, Auslöser, Inhalten und Hilfen zu studieren[14].
Religion im Sinne von Religiosität, also einer Lebenshaltung unter und vor und hinter den konfessionell ausgeformten Religionen, religiophilosophisches Fragen und Suchen nach dem Unnennbaren, Unmessbaren, Unendlichen, Überschreitenden, Umgreifenden, gehört zusammen mit ethisch entwickelter Lebensführung zum Menschen überhaupt, zum zu Selbst-Welt-Bewusstsein erwachten Menschen: Fragen nach dem Kosmos, der Welt im Ganzen und dem Menschen darin. Die Ausgestaltung dieses Fragens, die in den Worten einer Doktrin formulierte, in Ritualen vollzogene Religion, ihre „Kultivierung" in der Lebenspraxis ist zeitgeist- und kulturabhängig. Religion ist ein wesentlicher Teil der Kultur, impliziert eine Anthropologie und Kosmologie, also Vorstellungen über die Stellung des Menschen in der Welt. Religion bedeutet ethisch eine Wertwelt und gibt Sinnvermittlung. Den Verzicht auf eine Religion als kulturell-historische und sozio-

---

[14] Dieser Text zu Religion, Spiritualität, Mystik folgt der Arbeit von Scharfetter 1997b.

politische Ausgestaltung eines bekannten Glaubens spricht Schiller (1867, Bd. 1, 102) in den Zeilen „Mein Glaube" aus:

*Welche Religion ich bekenne? Keine von allen,
die du mir nennst. Und warum keine? Aus
Religion.*

Religion
Religion ist ein sehr weiter Begriff für die Beziehung der Menschen zu einer über-individuellen, umgreifenden Instanz, Wesenheit, Macht, die, personal oder apersonal, als heilig erachtet wird. Religion kann zwischen verschiedenen Polen geortet werden: Einerseits zwischen der Konfession einer Kirche als sozialpolitischer Institution (mit einem kollektiven, dogmatisch ausformulierten Glauben) und der persönlichen Glaubens-Einstellung (Individualreligion). Der ritualisierten Glaubenspraxis (Kult) steht die individuelle Glaubenserfahrung gegenüber, die nicht in einem kollektiven Ritual Ausdruck finden muss. Eine weitere Polarität ist zu sehen zwischen dem Glauben, der von einem Autor vermittelt wird, welcher Offenbarung, Wissen für sich beansprucht, und der auch Mittler zwischen den Menschen und der Gottheit institutionalisiert (Priesterreligion), gegenüber der autochthonen und autonomen Religiosität des Einzelnen.

Zwischen den Polen weltlich, weltzugewandt, engagiert in weltlichen Aufgaben (zum Beispiel Krankenversorgung, Schulen, Sozialarbeit für die Armen, politisches Engagement) und weltabgewandten Lebensformen (bestimmte Formen von Asketentum) spannt sich ein weites Feld der lebenspraktischen Gestaltung von Religion. Auch die Formen des Bezugs zum Sozialen sind vielgestaltig: Eingebettet in eine Sozietät, in eine staats-religiöse Glaubensgruppe, in eine Sondergruppe (Sekte), in eine stärker abgeschlossene Glaubensgemeinschaft (monastische Formen) oder in der Form der Eremitage, des Einsiedlertums, des hauslosen Wanderers.

Religiosität heißt Frömmigkeit, eine vom Glauben getragene Einstellung und Lebenshaltung und bestimmte Formen religiösen Lebensvollzugs.

Glaube impliziert ein lebenstragendes, verehrendes Vertrauen (faith gegenüber belief, welches für wahr halten oder meinen heißt) in Gewissheit ohne „Wissen" im Sinne von Episteme.

Religiös in diesem hier gebrauchten Sinn wird im heutigen Sprachgebrauch, beeinflusst vom Englischen, vielfach „spirituell" genannt, besonders wenn ein Religiöser keiner bestimmten traditionellen Kirche zugehörig ist, sondern sich auf die eigene „Erfahrung" verlässt (Spiritualismus).

Spiritualität
Unter Spiritualität wird hier in Abhebung von Religion als kulturell geformter Gestalt und sozio-politischer Institution die besondere religiöse (im überkonfessionellen Sinn) Lebenseinstellung der Bezogenheit auf das All-Eine verstanden, auf das umgreifende eine Sein, welches den Menschen als unfassbares „Geistiges", Transmaterielles, Metaphysisches erscheint: *spiritus, pneuma, prana, chi, Maha-Purusha*, absolutes Bewusstsein im Sinne von *Prajnana Brahman*. Von diesem Einen gibt es kein gesichertes Wissen. Es kann in ahnungsvoller Schau (Gnosis) und als Interpretation einer ergreifenden Erfahrung gegeben sein. Das Eine ist nicht benennbar. Dafür gibt es viele Namen, die auf das Unnennbare hinzuweisen versuchen: Gottheit, Tao, Brahman, Maha-Atman, Maha-Purusha, Shunyata, Buddhanatur, Großer Geist. Dieses Eine ist als das allgegenwärtig immanente Transzendente dem Spirituellen Ursprung und Ziel. Er lebt daraus und darauf hin.

Der Weg der Bewusstseinsentfaltung des spirituellen Menschen zu einem holistischen allumgreifenden Bewusstsein mit der entsprechenden Ich-Relativierung ist der sog. *spirituelle Weg*. Fortschritte auf diesem Weg gelten als Erwachen, Neu- und Wiedergeburt nach dem Tod des Alten, Ich-Tod, Erleuchtung, Befreiung, Erlösung.

Die Hinordnung auf diesen Bereich bestimmt die Lebensführung: Wertwelt, Ethik, Verantwortung, Selbstrelativierung, Entfaltung von Achtsamkeit, Güte, Toleranz, Freiheit von Hass und Begehren, Gelassenheit.

Spiritualität in dem hier zur Begriffsunterscheidung vorgeschlagenen Sinn bedeutet eine *besondere* religiöse (im überkonfessionellen Sinn) *Lebenshaltung* und *-führung* der *Bezogenheit* auf ein den Menschen mit seiner rationalen Erkenntnisfähigkeit (i. S. der griechischen Episteme), welche nur eine von mehreren Bewusstseinserfahrungen ist, unendlich überschreitendes All-Eines und die Einordnung der einzelnen (individuellen) personalen Identität als Teil in diesem übergreifenden Einen. Der die individuelle Ichhaftigkeit, die Identität als individuelle Person überschreitende (in diesem Sinn transpersonale) Kern des Einzelnen (Atman), welcher das Zu-Bewusstsein-Kommen des einzelnen, individuierten Bewusstseins ermöglicht, erscheint dieser Bewusstseins-Einstellung (in diesem Sinne: „ist") identisch mit dem unfassbaren Einen Ganzen (griech. tò mónon hólon). Das individuelle personale Ich erlebt sich als einzelnes (mónos) teilhabend an diesem ich- und persönlichkeitsüberschreitenden, so auch alle Gestalt, Form überschreitenden (darum leer genannten) transzendenten Ganzen.

Es gibt keine „objektiven" deskriptiven Kriterien, an denen sich die Spiritualität eines Menschen fassen, feststellen, gar messen ließe. Hingegen kann die Wirkung spiritueller Lebensorientierung spürbar werden aus der Ruhe, dem Frieden, der Gelassenheit des In-der-Mitte-Seins – ohne Verleugnung des Schweren, des Leidhaften im Leben –, aus der im Alltäglichen bewährten Achtsamkeit, Güte und Weitherzigkeit (Toleranz) – ohne Verleugnung der Schwierigkeiten dieser Aufgabe angesichts von Selbstsucht, Machtanspruch, Hass, Gier, Aggression und Destruktivität der Menschen. Die Befreiung, das Loslassen von allem Anhaften ist eine lebenslang wohl nie zu vollendende Entwicklung. In letzter Radikalität verstanden heißt Loslassen auch das Sich-Lösen von Mittel (z.B. Meditation) und Ziel (z.B. Gott), von Sehnsucht nach Befreiung, nach Erlösung, ja sogar das Loslassen vom (aktiven Bemühen um) Loslassen: das Annehmen von allem, was der Strom des Lebens bringt, ohne auch nur eines festhalten zu wollen. In ethischer Hinsicht bedeutet Spiritualität die Kultivierung der Verantwortlichkeit für sich selbst als Individuum und für die Gemeinschaft alles Seienden als Träger der Hierophanie und die entsprechende Gestaltung des Lebens in bedachter, sorgsamer Achtsamkeit.

Spiritualität in diesem Sinn bedeutet nicht „aus der Welt", sondern (u. U. nach zeitweiligem oder in periodischem Rückzug aus dem Alltagsleben) in gewandelter Einstellung sich wieder der Welt, dem Leben mit seinen Ansprüchen zur Verfügung halten.

Erfahrungen außergewöhnlicher Bewusstseinszustände und -inhalte sollte man nicht als spirituell bezeichnen (gegenüber einem populären Gebrauch in der New-Age-Bewegung und transpersonalen Psychologie). Intensivere religiöse Erlebnisse, wie z.B. Ekstase, Vision, Audition, sind noch keine Spiritualitätskriterien. Das Gleiche gilt für Körpersensationen wie Fliessen und Ballungen (in Chakras), sogenannte Kundalini-Phänomene. Auch das Auftauchen okkulter Phänomene und Mediumismus sind keine Zeichen von Spiritualität, sie gehören eher zum Spiritismus.

Die New Age Bewegung und die transpersonale Psychologie brachten einen Wandel des Begriffes Spiritualität (s. Wilber 1984, 1986, 1992, Miller 1994, Schorsch 1988, Berrisch 1995, Bochinger 1994) zu einer universalistischen säkularisierten „Religion". Dabei werden historisch ältere Elemente aus verschiedenen Kulturen aufgegriffen: das Plotinsche Stufenkonzept, Aszendenz- und Entwicklungsmodelle, Karma- und Reinkarnationsvorstellungen, die Esoterik der Allverbundenheit des Hermes trismegistos ebenso wie Elemente aus dem Taoismus, Hinduismus, Buddhismus, Sufismus, Christentum. Auch Neo-Schamanismus, animistische, magische Elemente sind da, besonders im Heilungsangebot (Grof 1986, Meester 1985, Platta 1994, Zundel & Fittkau 1989). Dabei wird im Konkretnehmen metaphorischer physikalistischer Sprache die Kategorienkonfusion vom Spirituellen zum Physikalischen deutlich: Energien übertragen, umlenken, kanalisieren, anreichern, „negative" Energien wegnehmen etc. Die Idee kosmischer Energien im Menschen spielen in den Therapien und in der Deutung des psycho-physischen spirituellen Erweckungsprozesses eine gewichtige Rolle.

Diese Begriffsumgrenzung sollte dem inflationären Wortgebrauch von „spirituell" durch New-Age-Schriftsteller und transpersonale Psychologen gegensteuern. Dies erscheint angebracht, da sonst der Begriff in seiner hohen und ernsten Werthaftigkeit verwässert wird und falsche Selbst- und Fremdzuschreibungen als „spirituell" zu Verstiegenheit, Abwegen, Missbrauch führen.

Transpersonal

„Trans-personal" – das Wort in ernster Bedeutung heißt die (auch ich-relativierte) Personalität überschreitend – Entwerden, Entselbsten. Nur dieser strikte Wortgebrauch erlaubt, das Transpersonale mit den Begriffen transzendent, spirituell, mystisch in Verbindung zu setzen (d.h. nicht gleichzusetzen).

„Transpersonal" ist nicht gleichzusetzen mit trans-narzisstisch (d.h. die narzisstische Egozentrizität, Selbsterhöhung, -isolierung, -vulnerabilität überschreitend) und nicht mit trans-egohaft (Das individuelle personale Selbstsein entfaltet sich in einer Relativierung der Ichbezogenheit. Das Ich bleibt aber als Vehikel des Alltagsbewusstseins).

„Transpersonal" ist nicht gleichzusetzen mit präpersonal und entsprechend auch nicht mit prärational (oder gar irrational), woran Wilber (1980) mahnte.

„Transpersonal" ist nicht gleichzusetzen mit dem Kollektiven (griech. to pan – im Gegensatz zu tò hólon), auch nicht mit dem Kollektiv-Unbewussten (und Archetypischen) von Jung, dem Perinatalen, Pränatalen, Präkonzeptionellen.

Spirituelle Lebensorientierung ist nach meinem Verständnis auch nicht gleichzusetzen mit mystischer Erfahrung. Spiritualität ist (noch) nicht Mystik, kann aber zum mystischen Erleben führen. Die Transpersonale Psychologie gebraucht das Wort nicht in diesem strikten Sinne. Wenn sie vom Suchen oder gar Finden des „wahren Selbst" redet, ist als Zielvorstellung nicht der Weg vom „falschen Selbst", unvollständige oder entlehnte Identität, zum „wahren Selbst" der Psychoanalyse (Winnicott 1965) gemeint: zur Echtheit, Authentizität, Konsistenz, stabiler Identität in individueller Personalität. Sondern sie meint mit dem gleichlautenden Wort „wahres Selbst" den Atman, das immanente transzendente Prinzip des All-Einen, Allgemeinsamen – und scheint es in einem kühnen Kategoriensprung in das Alltagsleben hereinnehmen, in Workshops vermitteln zu wollen. Häufig werden beide Idealziele vermengt.

Mystik
Mystik ist in meinem Verständnis ein *religiöses Einheitserlebnis*, d.h. eine besondere religiöse Erlebensform des Eins-Seins, der Verbundenheit mit jenem All-Einen.
Mystische Erfahrung ergreift als besonderes religiöses Einheitserlebnis

den Betroffenen jenseits aller Gestalt, Form (welche ja Vereinzelung und Dualität bedeutete) und ist deshalb auch sprachlich kaum fassbar. Mystik ist als eine gestaltlose Anmutung keineswegs die Erfahrung von Archetypen (entgegen Jung, mit Wilber), welche ja als Urbilder, Gestalten aufgefasst sind. Mystik ist aber auch nicht die Erfahrung „echter transpersonaler Archetypen" (entgegen Wilber), weil Archetypen als „Gestalten" resp. gestaltbildende Energien konzipiert sind, die mystische Erfahrung aber Eintauchen, Aufgehen des Einzelnen in dem ungestalteten, formlosen, leeren Einen meint. Diese strikte und hohe Begriffsfassung weicht aus Achtung und Wertschätzung von vielen gängigen Wortverwendungen ab.

Mystik meint ein *Erlebnis*, das heißt, es ist gekennzeichnet durch kognitiv-affektive Ergriffenheit, Anmutung, Intuition, es tritt als unabweisbare Erfahrung (experience) auf. Es ereignet sich nicht im gewöhnlichen Alltagsbewusstsein, sondern in einem besonderen Wach-Bewusstseinszustand, welcher „von außen" nicht dramatisch erscheint, sondern diskret sein kann. In diesem Bewusstseinszustand kommt es zu einer relativen oder gänzlichen Aufhebung der Ich-Grenzen und auch der Ich-Aktivität – dies auf dem Höhepunkt der Ergriffenheit. In poetischer Überhöhung: Ich-Tod. Das Erlebnis ist ein *religiöses* Erlebnis: Ein Erlebnis der Bezogenheit, des Eingebundenseins, der Einbettung, Aufgehobenheit in einer person- und individuumsüberschreitenden, in diesem Sinne transpersonalen, transsozialen, transrationalen Wirklichkeit, die ahnbar, erfahrbar, aber nie objektiv konkretistisch „greifbar" und weder gestalthaft geformt, noch erkenntnismäßig noch sprachlich definitiv erreichbar ist. Das mystische Erlebnis ist ein *Einheits-Erlebnis*: Einssein des individuell Vereinzelten mit dem übergreifenden transzendenten Einen. Erfahrungen von Verschmelzung in der Dualität der Liebesbeziehung, der Ergriffenheit von einem als eindrücklich empfundenen „Meister" und seiner Lehre, der Aufgehobenheit in seiner Welt ohne deutliche religiöse Bezogenheit sollte nicht Mystik genannt werden. Auch sollte nicht jede religiöse Intensiv-Erfahrung, auch wenn sie sich körperlich-vegetativ-energetisch (Kundalini) oder sensorisch (Vision, Audition) bemerkbar macht, als Mystik bezeichnet werden: Eingebungen von Geistern, Offenbarungserlebnisse, duale Begegnungen, Ekstase, Stupor, Aufhebung von Zeitbewusstsein, sowie Körperlosigkeit und Schweben sind keine klaren Zeichen von Spiritualität und schon gar nicht von dem religiösen Einheitserlebnis, welches Mystik bezeichnet. Nicht zur Mystik gehören ferner parapsychologische und okkulte Phänomene, Visionen, Auditionen, Channelling, Spiritismus, Magie, Hellsehen, Telepathie und ähnliches.

Das *Verhältnis von Religion, Spiritualität und Mystik* kann so vorgestellt werden: Die Basis kann in der Religion (im überkonfessionellen Sinn) gesehen werden. Bestimmte religiöse Einstellungen und Entwicklungen der Bezogenheit auf ein transzendentes Eines und die Hinordnung des gesamten Lebens daraufhin können Spiritualität genannt werden. Das mystische Einheits-Erleben kann – als nicht intentional verfügbarer, sondern glückhaft sich ereignender, gnadenhaft gegebener Höhepunkt solcher Lebensführung – Quelle der Kraft für den weiteren Weg werden.

Psychiatrie und Religion
Zahlreiche Themen der Beziehung Religion und Psychiatrie sind anthropologisch interessant und für Psychiater, Psychotherapeuten und Berater praktisch wichtig. (Lit. s. z.B. Boisen 1936, Heimann 1961, Henderson 1975, Group for the Advancement of Psychiatry 1976, Hendlin 1985, Assagioli 1986, Levin 1994, Crossley 1995, Genia 1995, King 1995, Kroll 1995, Turner 1995). Hier seien einige kurz genannt (Tafel 2, S. 70).

Religion, Spiritualität, Mystik

Psychiatrie und Religion

1. Bewusstseinsbereiche, Auslöser und Inhalte
2. Religiöse Themen bei psychiatrischen Erkrankungen

    2.1 Erhöhung des Ich
    - direkte halluzinatorische Führung durch Gott
    - religiöser Künder: Moses, Prophet, Gründer neuer Religionen
    - «Ich» setzt sich an die Stelle von Gott (Identifikation): «Ich bin» Gott, Jesus, Messias
    - Überhöhung des Ich über Gott: «Gott aller Götter», Obergott

    2.2 Erniedrigung des Ich, Schuld, Verdammung
    - Versündigungs-, Verdammungswahn in der Melancholie
    - negative Megalomanie (Besessenheit, Identifikation mit Teufel)

3. Religiöse Konfession und psychiatrische Erkrankungen

    3.1 Formal-epidemiologisch: Konfession und Themen
    3.2 Intensitativ: Religiosität und Inhalt

4. Persönlichkeit, Persönlichkeitsentwicklung und Religiosität

    4.1 Charakter und Religiosität
    4.2 Persönlichkeitsentwicklung und Religiosität
    4.3 Persönlichkeit und Konversion
    4.4 Persönlichkeit und religiöse Sondergruppe

5. Religiöse Sondergruppen, Sekten, Kulte
   Positive vs. Negative Einflüsse

6. Religiös-spirituelle Methoden
   Techniken, Krisen, Gefahren, gefährdete Menschen

7. Religion und Psychotherapie

    - Göttliche Führung und Selbstheilungskräfte
    - Heilung durch Glaubensbewegung
    - Religiöse Thematik in der Psychotherapie
    - Frage der Grenze von Seelsorge und Psychotherapie

Tafel 2: Psychiatrie und Religion

Bewusstseinsbereiche, besondere Bewusstseinszustände, Auslöser und Inhalte

Als Instrument der Differenzierung, als Hilfsmittel der Unterscheidung erscheint mir die Trennung von einem Bereich des Unterbewussten (nicht gleichzusetzen dem Unbewussten) und des Überbewussten sinnvoll. Der Überbewusstseinsbereich ist person-, ego-, individuumsüberschreitend, in diesem Sinne transpersonal, und vermittelt die Ahnung von der Teilhabe des Einzelnen an einem um- und übergreifenden, grundlegenden, urhervorbringenden und wieder zurücknehmenden Einen (Tafel 3).

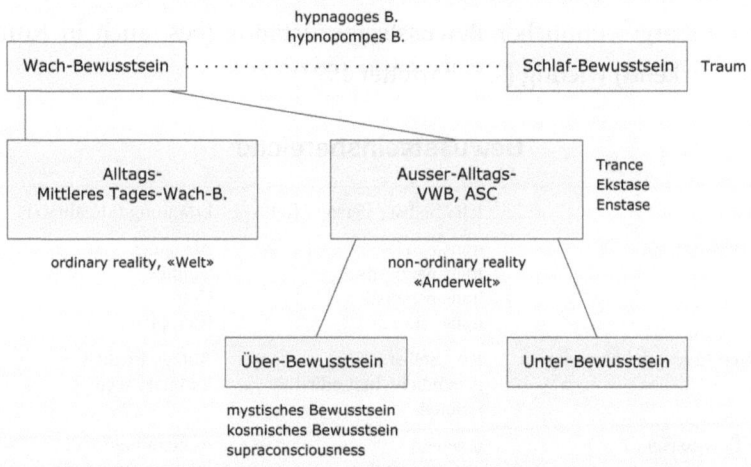

Tafel 3: Bewusstseinszustände

Diese Bewusstseinsbereiche sind hinsichtlich Entwicklung, Stellung, Gewicht des Ich/Selbst, der Person, der Individualität und der Gültigkeit von Rationalität differenzierbar und sie vermitteln unterscheidbare Erfahrungen (Tafel 4, S. 72).

Es ist eine Reihung der ich-überschreitenden Entwicklung anzunehmen: transnarzisstisch (Überwindung der narzisstischen, ich-erhöhenden, auch der verwundbaren Anteile des Ich), trans-ego meint zunehmende Relativierung des Ich, seine Einordnung in ein größeres Geschehen. Das kann ein Zuwachs an Reichtum der individuellen physiognomischen Personalität sein. Transpersonal schließlich bedeutet ein Überschreiten der individuellen selbstidentischen Person. Der Psychiater sollte etwas von diesem Gebiet und dem Sinn solcher Einteilung wissen, damit er nicht ungewöhnliche (d.h. außeralltägliche) Erlebnisse und allenfalls damit zusammenhängende Verhaltensweisen vorschnell als pathologisch deklariert und so zu krankheitsanzeigenden Symptomen umdeutet. Auch ist die Beachtung von Auslösern (Induktoren) außergewöhnlicher Bewusstseinszustände (bes. auch in Kombination wirkend) wichtig (s. Scharfetter 1994).

Bewusstseinsbereiche

Bereich	Ich / Selbst / Person / Ratio	Erfahrung («Realität»)
Über-Bewusstsein	trans-ego trans-narzisstisch trans-personal trans-rational	Absolutes Gottheit Gott Hierophanie
Mittleres Tageswachbewusstsein	Ich / Selbst persönliche Individualität rational	Alltags-Realität (ordinary reality)
Unter-Bewusstsein	prae-ego prae-personal prae-rational	Ausseralltagsrealität (non-ordinary reality) Traum traumähnliche Bewusstseins-Zustände

Tafel 4: Bewusstseinsbereiche

Die hauptsächlichen Inhalte nicht-alltäglicher Wachbewusstseinszustände gruppieren sich unabhängig von ihren Auslösern (ob pharmakologisch durch sog. halluzinogene Drogen oder non-pharmakologisch, s. Tafel 5 auf S. 73) in zwei Bereiche (s. Dittrich 1985, 1996). Das sind Veränderungen des Ich-Selbst-Erlebens und der Umgebungserfahrung.

Das Ich kann sich positiv verändert fühlen im Sinne der Aufgehobenheit, friedvoll-ruhigen Geborgenheit im Kosmos. Schrecklich und gefährlich sind die negativen Ich-Erfahrungen: Verlorengehen, Auflösung, Untergang (sie entsprechen dem halluzinogen-induzierten horror- oder badtrip). Die perzeptiven Veränderungen können auf allen Sinnesgebieten, vor-

Auslöser besonderer Wachbewusstseinszustände

Psychophysiologisch	Hunger, Fasten
	Kälte, Hitze
	Überatmung
	Joggen, Bergsteigen, Tauchen
	Biofeedback
Psychopharmakologisch	sog. Halluzinogene, Psycholytika
	Psychedelika
Psychologisch / Wahrnehmung	Veränderung des Reizzustroms
	Verringerung / Verstärkung (intensitativ)
	Eintönigkeit / Vielfältigkeit
	Rhythmizität / Variabilität
Psychologisch / Gefühle	Provokation starker Gefühle:
	negativer Art (Angst, Schmerz, Verlassenheit)
	positiver Art (Geborgenheit, Glück,
	Selbstwertgefühle, Erwähltheit, Gnade,
	Kraftfluss)
Psychologisch / Wachheit	Einschlaf-, Aufwachstadien
	Schlafentzug
	Übermüdung
	Überwachheit
	dissoziierte Wachheit (Aktivierung bei
	Müdigkeit)
Psychomental	Meditation
	Autogenes Training
	Hypnose
Psychosozial	Alleinsein, Rückzug (engl. retreat)
	Isolation
	Gruppenerlebnis

Tafel 5: Auslöser besonderer Wachbewusstseinszustände

wiegend optisch (Visionen) und akustisch (Auditionen) auftreten, häufig auch als Synaesthesie, d.h. als Zusammenklingen verschiedener perzeptiver Qualitäten (z.B. Musik und Farben). Enterozeptiv sind zoenaesthetische Leibveränderungen, z.B. Wärme, Feuer, Strahlung, Schwerelosigkeit, Schweben, Erhebung (Levitation).

Religiöse Themen bei psychiatrischen Erkrankungen
Religiöse Themen finden sich bei Wahnkranken verschiedener diagnostischer Zugehörigkeit (je nach Genauigkeit und Umfang der Erfassung) in ca. 20 bis 30%. Die Deifikation des Ich – „Ich bin Gott" – hält sich meist nicht lange. Eher kann ein Prophetenwahn länger bestehen, wenn die Selbststeuerung der Persönlichkeit nicht zu sehr gestört ist und wenn soviel soziale Kompetenz da ist, dass bestätigende oder verehrende Anhänger wie Verstärker und soziale Stützen wirken. (Literatur zum Thema „religiöse Paranoia" s. Lhermitte 1953, Lenz 1976, Muralt 1946).

Die totale Entwertung des Selbst, die Erniedrigung kann bis zum nihilistischen Wahn gehen, die Auslöschung der Existenz im Bewusstsein. In der schweren Depression sehen wir gelegentlich einen religiösen Versündigungs- und Verdammungswahn. Depressivität kann mit einem für Gläubige sehr belastenden Verlust des lebendig tragenden Glaubenslebens einhergehen. Dies verstärkt das depressive Gefühl der Schlechtigkeit, Gottverlassenheit, der hoffnungslosen Selbstaufgabe.

Die *psychotische Besessenheit*, der Wahn, selbst der Teufel zu sein oder vom Teufel beherrscht zu sein, ist zu unterscheiden von der in manchen Kulturen recht häufigen sogenannten *psychogenen Besessenheit*, welche als kathartische Entladung von auf andere Weise nicht bewältigbaren Affekten (meist Frustration, Wut, Ärger, Hass) eine psychohygienische Bedeutung hat. Solche Besessenheit kann vom indigenen Heiler eher adäquat behandelt werden als von westlich-akademischen Ärzten.

Persönlichkeit, Persönlichkeitsentwicklung und Religion

Der *Austrag der Religiosität* spiegelt in vielfältiger Weise Charakterzüge (Grom 1992, Genia 1995). Stichworte dazu sind z.b. Zwangscharakter und religiöse Skrupulanz, Ängstlichkeit, geringes Selbstvertrauen, Abhängigkeit und die Sehnsucht nach höherer Geborgenheit und Führung, kindliches Wesen und märchenhafte religiöse Welt, Selbstgerechtigkeit und Entwertung anderer, Selbsterhöhung, Egozentrität und Machtanspruch als Mittler, Künder, Dogmatiker, Sektenführer. Der religiöse Fanatismus ist wegen der destruktiven Auswirkungen besonders besorgniserregend. Hierher gehört auch das Thema der Karriere eines Verehrten, Gefeierten, als charismatisch Umjubelten: Ichinflation mit Verlust jeden Maßes an Selbstkontrolle, Selbstrelativierung, sozialen Taktgefühls, Rücksicht, Güte, Toleranz.

Hinsichtlich der Frage des *Konfessionswechsels* (Konversion) interessiert weniger die Konversion aus äußerem Zwang oder Nützlichkeitserwägungen als vielmehr charakterologische Fragestellungen: Die in ihrer Selbstidentität schwankende Persönlichkeit ist instabil und suggestibel zugleich, sehnsüchtig, von anderen, einem als charismatisch empfundenen Führer, Lehrer oder von einer Gruppe, Sekte eine *Leih-Identität* zu übernehmen. Hier ist die Gefahr der totalen Selbstaufgabe, der unmündigen Submission, der masochistischen Selbstviktimisierung (s. Baumeister 1991) als ausgebeutete Anhängerin oder manchmal auch des fanatischen Missionarismus gegeben, in welchem sich Aggression, Entwertung anderer, Selbstüberheblichkeit, Defizite an Achtung, Toleranz, Güte manifestieren. Hiermit sind wenigstens Andeutungen zur Frage der Charaktere von manchen Gründern und Führern religiöser Sondergruppen wie auch von deren Anhängern gegeben. Ich-Überhöhung, Ego-Trip, Megalomanie, Inflation stellen Gefährdungen dar für den Absturz, die Deflation, den Zusammenbruch. Deflationäre

Krisen können durchaus heilsame Wege zur Selbstbescheidung und Bodenhaftung in der Alltagsrealität sein.

Religiöse Sondergruppen, Sekten, Kulte

Die *Wirkung von religiösen Sondergruppen* sind weder pauschal zu verdammen noch im Gegenteil als nur positiv darzustellen. Stütz- und anlehnungsbedürftigen Menschen kann die Gruppe wie ein Familienersatz ein soziales Netzwerk geben, Identität, Orientierung, Sinn und Aufgabe vermitteln – und damit sicher manchmal auch stärkend, helfend, suchtpräventiv oder -befreiend wirken. Gefährlich sind die unmündig haltenden, Unterwerfung verlangenden Gruppen, welche von der bisherigen Gemeinschaft, sogar der Familie isolieren und moralisch, sexuell, ökonomisch ausbeuten.

Gefährdet, solchen Gruppen zu verfallen, sind Menschen ohne Selbstachtung, ohne Selbstvertrauen und Autonomie, ohne eigene Fähigkeit zur Schaffung und Erhaltung eines Beziehungsnetzes, welches Austausch, Geborgenheit, Halt, Sinn, Wachstum ermöglicht. Sie suchen die Führung außen und versäumen, auf den inneren Führer zu achten. Der Hunger, die Sehnsucht nach Orientierung, Anleitung, Bestätigung, Sinnfindung, Selbsterfüllung ist groß. Viele Menschen der westlichen Kultur folgen demagogisch geschickten „Meistern", sind von exotischen Ritualen fasziniert, erwarten von Satori-Workshops eine Bestätigung der Erleuchtung, setzen Körpersensationen mit Erweckung kosmischer Energie (Kundalini) gleich, verbinden realitätsangepasste Prestigeträchtigkeit mit esoterisch-magischer-spiritistischer-holistischer Ideation oder feiern postfreudianischen westlichen Tantrismus.

Religiös-spirituelle Methoden

Mit religiös-spirituellen Methoden sind Übungen (Askese heißt eigentlich Übung!) gemeint, die der Kultivierung, der Entfaltung des Bewusstseins mit gleichzeitiger Zentrierung im Transzendenten (als immanent aufgefasst) dienen. *Meditation* ist die via regia solcher Bewusstseinskultivierung. Sie kann in verschiedenen Religionen in jeweilig konfessionell, kulturell geformter Gestalt gefunden werden. Auch ist der Kontext, in welchem Meditation gepflogen wird, verschieden: einzeln, in der Gruppe, als Teil der regelmäßigen Lebensführung oder periodisch (z.B. in Exerzitien, in Perioden des Fastens, Betens, vertiefter ritueller Glaubenspraxis). Die Techniken der Meditation sind bei aller Verschiedenheit auf das eine Ziel der Ich-Relativierung ausgerichtet: „Nicht ich mache, sondern es geschieht". „Meditation heißt seine und der Welt Mitte als eine erfahren" (Scharfetter 1979). Die Bedeutungsvielfalt dessen, was heute Meditation genannt wird, sollte nicht von diesem hohen Ziel ablenken. Meditation ist eine Methode, ein Mittel, ein Instrument, ein Vehikel auf einem gesuchten Weg, nicht Selbstzweck. Meditation ist keine Therapie, kein Ersatz für Psychotherapie, sondern Metatherapie (Goleman 1971, Scharfetter 1990). Wir kennen heute eine praktisch für Klienten und Berater brauchbare Phänomenologie der Meditation, kennen Gefährdungen und Krisen. Wir wissen einiges über gefährdete Menschen und über die Gefahren der Meditation, in der Technik, in dem Setting, in der Person und im Meditationslehrer gelegene (s. Scharfetter 1979, 2004).

Krisen
Die Krisen bei Meditanden sind sorgfältig nach Inhalt, Anlass und Ausmaß der Störung zu analysieren. Ähnliches gilt für Krisen, die heute im weitesten Sinn als „spirituell" deklariert werden, ohne dass sie im speziellen Kontext geistlicher Übungen vorfallen oder eindeutig religiös-spirituelle Inhalte hervorbringen. Die euphemistische Umdeutung von

Krisen als religiös-spirituell-mystische Transformationen (Grof 1986, spiritual emergence network) offeriert suggestivkräftig ein Gegengewicht gegen die Selbstwertkränkung durch die Anerkennung als hilfsbedürftig, gar krank, und mag so bei der Bewältigung (Coping) helfen. Die Gegenüberstellung von Krise und Krankheit ist falsch. Die Mehrzahl der Krisen bleibt außerhalb dessen, was durch Dysfunktionalität, Infirmität als „krank" (pathologisch) gilt. Solche Krisen gehören zum Lebensweg (Scharfetter 1997a). Aber zweifellos gibt es Krisen von psychotischem Ausmaß (Verlust des Realitätsbewusstseins und der Selbstverfügung). Krise ist ein übergeordneter Begriff. Krankheiten (somatische und psychische) können als Krisen verstanden werden. Der Anlass zu Krisen ist sorgfältig zu analysieren: manche (sogar psychotische) Krise bei religiös-spirituellen Übungen hat ihre Wurzeln im Beziehungsbereich: z.B. konflikthafte Beziehung, übermäßiges Haften am, Abhängigkeit vom Lehrer (bis hin zu Übertragungsneurosen, sogar -psychosen). Andere Einflüsse auf das Zustandekommen von Krisen sind in der Person, ihrem Entwicklungsstand, ihrer Konfliktbeladenheit, in unangemessenen Techniken (z.B. overmeditation), Schlafentzug, extremem Fasten, Diätumstellung, übermäßiger Isolation, sensorischer Deprivation, starkem Gruppendruck zu finden.

Um das Thema der Krise zu ordnen, kann man sinnvoll Krisen nach dem Inhalt, d.h. den hauptsächlichen Themenbereichen, einteilen in profane, existentielle und religiös/spirituelle Themen. Als profane Inhalte gelten Beziehungsbereich, Selbstwert, Selbstbild, Autonomie, Triebwelt, Angst, berufliche und ökonomische Probleme. Krisen mit existentieller Thematik drehen sich um Sinn, Erfüllung, Einsamkeit, Alter, Krankheit, Endlichkeit, Tod. Inhalte wie Glaube, Erlösung, Bewusstseinsentwicklung, Mystik gehören in den religiös/spirituellen Themenbereich.

Weiter kann man Krisen nach dem Anlass oder dem Auslöser einteilen, wiederum danach, ob sie profan, existentiell, religiös/spirituellen Anlässen oder Auslösern entspringen. Schließlich ist bei Krisen nach dem Ausmaß der Störung, nach der eingetretenen Funktionsbehinderung (Dysfunktionalität) zu fragen. Dabei sind durchaus Übergänge zwischen Krisen, die weit außerhalb des Pathologischen sind, zu solchen in psychotischem Ausmaß zu sehen.

Religion und Psychotherapie
Aus der Fülle der Themen, die hierzu zu nennen wären, sei ein großes herausgegriffen: *vom Werden zum Entwerden*. Es geht um das Verhältnis von Ich-Selbst-Werdung und -Wandlung auf dem Lebensweg der Reifung (dem Werden) und der Weiterentwicklung auf dem spirituellen Weg (dem Entwerden).

Die Ich-/Selbst-Entwicklung (Bewusstseinsentfaltung), betrachtet in Hinblick auf das Verhältnis von Psychotherapie und Spiritualität, kann etwa folgendermaßen skizziert werden: Die Person mit einem ichhaften Zentrum geht hervor aus einem präpersonalen, prä-egohaften Zustand zu einem egoifizierten und dann personalen Entwicklungsstadium. Zunächst ist es ein „kleines", unreifes, unvollständiges, abhängiges, uneigenständiges und außenbestimmtes Ich, das sich dann, im Falle einer günstigen Lebensentwicklung, zu einem „größeren" Ich entfalten kann: konsistent, reif, individualisiert, authentisch, autonom. Ein solches Ich kann sich, wenn es in eine spirituelle Entwicklung eintritt, auf eine Ich-Relativierung einlassen (wozu es Mut braucht) und sich dann darauf hin entwickeln, was in der älteren Literatur „höheres" oder auch „göttliches" Ich heißt.

In der Sprache des Selbst ausgedrückt (die psychoanalytische Selbst-Psychologie folgt weitgehend der Ich-Psychologie) geht es in der

Entwicklung des Ich auch wieder zunächst über primordiale Stadien des Selbst (über welche man sehr wenig weiß) zu dem, was nach Winnicott (1965) „false self" heißt. Dieses noch unselbständige, inkonsistente, inhomogene, von „Sub-selves" geprägte, u.U. unechte, d.h. nur unter einer Leihidentität sich hinfristende „falsche" Selbst kann sich im günstigen Falle, mit oder ohne Psychotherapie, zu einem „echten" Selbst entwickeln, mit Konsistenz, Authentizität und Autonomie. Ein solches Selbst kann die Mittelpunktständigkeit und die personal individualisierten Identitätszuschreibungen weitgehend überschreiten und dann im Akt einer befreienden Erlösungserfahrung zur Ahnung einer letzten Identität von Selbst und dem transpersonalen Selbst kommen, das auch „Über-Selbst" (Atman) genannt wurde.

Aus einer solchen Betrachtung ergibt sich eine Perspektive auf das Verhältnis von Psychotherapie und spiritueller Entwicklung. Im besten Falle kann die Psychotherapie eine Hilfe sein auf dem Weg vom „kleinen" zum „größeren" Ich, vom „falschen" zum „wahren" Selbst (im Sinne von Winnicott). Dann erst wird der Mensch frei, auf einer spirituellen Entwicklung weiterzuschreiten über das Werden eines individualisierten Selbst-Seins hinaus zum Ent-Werden, zum Ohne-Selbst-Sein. Psychotherapie und spirituelles Exerzitium sind nicht nur konsekutiv zu setzen, sondern komplementär: Man kann im spirituellen Suchen nicht warten, bis das „wahre" Selbst erreicht ist.

Die Suche nach dem Selbst – welchem?
Wilber (1984, 1986) hat die Stufen der Bewusstseinsentwicklung (ähnlich wie Jean Gebser 1975) dargestellt und auf die wichtige Unterscheidung von präpersonalen, personalen und transpersonalen Stadien hingewiesen. Der Weg geht vom kindlich-abhängigen Ich zum adulten Alltags-Ich, weiter zu dem in einen größeren, ich-relativierenden

Zusammenhang eingeordneten Ich und zum ahnungsvollen Aufgehen im höheren, im göttlichen Ich. Heute ist dieser Sprachgebrauch weitgehend aufgegeben zur Rede vom Selbst. Dabei werden viele mögliche Bedeutungen von „Selbst" nicht klar auseinander gehalten. Die Psychoanalyse spricht vom Selbst als unbewusstem Germinativum des Ich. In dieser Tradition steht *Winnicotts* (1965) Unterscheidung des *„falschen"* und des *„wahren"* Selbst. „False self", meint ein unechtes, inauthentisches, entlehntes, inkonsistentes Selbst; „true self" das Ideal (!) von Echtheit, Ganzheit, Homogenität, Konsistenz, Authentizität in einheitlicher Selbstidentität. Dieses Idealkonstrukt entstand im Kontrast zum Befund des psychotherapeutisch behandlungsbedürftigen „falschen Selbst". Wie weit es je verwirklicht wird, woran es welcher Diagnostiker erkennen zu können sich zutraut, das sind offene Fragen.

Jedenfalls ist dieser psychoanalytische Begriff des Selbst zu unterscheiden vom Begriff des Selbst als einer hierarchisch übergeordneten, überpersönlichen und in diesem Sinne transpersonalen Selbst-Instanz – welche in der abendländischen Rezeption des indischen Atman-Konzeptes auftaucht, sich über Schopenhauer bei Nietzsche findet und von dort von Jung aufgenommen wurde. Von diesem geht es in die Transpersonale Psychologie ein. „Selbstsuche", „Selbstfindung" werden dort zu sehnsuchtserweckenden Schlagworten, die aber in einer verwirrlichen Begriffsvermengung von personal-individuellem echten Selbstsein (i. S. des wahren Selbst von Winnicott) und trans-individuellem, transpersonalem Selbst i. S. von Atman stecken bleiben. So wird auch die Frage nicht geklärt, wie weit transpersonale Selbstsuche, gar Selbstfindung nicht eher die Übernahme einer prestigeträchtigen Leihidentität ist, also Ausweichstrategie (Baumeister 1991). Spiritueller Egotrip und Eskapismus unter der Maske demonstrierter Selbstattribution von spirituell, gar mystisch scheinen jedenfalls verbreitet.

Ekstatische und zoenaesthetisch dramatische Zustände (Kundalini) sind trotz ihres subjektiven Gewissheitsgewichtes keine Bestätigung der Entfaltung des Bewusstseins zum unsagbaren Einen. Ähnliches gilt für Offenbarungserlebnisse.

Vorsicht vor den „Meistern"
Die demagogische Suggestionskraft von für die Massen charismatisch beeindruckenden Persönlichkeiten erlaubt keinen Schluss auf den Entwicklungsstand ihrer Religiosität, gar Spiritualität, damit auch ihres Verantwortungsbewusstseins und entsprechender Ethik. Wie die Alten mit dem Spruch „Überall lauert der Antichrist" zum Wachehalten mahnten, so gilt heute im „Zeitalter des Narzissmus" (Lasch 1971): Überall lauert die Verführung der Ich-Überhöhung, Ich-Verfälschung, Ich-Inflation. Das ist nicht nur an unmündigen Adepten religionsähnlicher Bewegungen zu sehen, sondern oft deutlicher an den reisenden Lehrern, Rednern und Schriftstellern, deren Ich-Inflation sich in ethischer Rücksichtslosigkeit, im Ausleben der eigenen Triebbedürfnisse und in späterer Deflation manifestiert (s. dazu z.B. Wilber et al. 1995). Mannigfach sind die Masken der Inflation: die eigene Wichtigkeit, Selbstgerechtigkeit, Orthodoxie, universalistische Gültigkeit, Selbstattribution als Lehrer, Meister, Guru, Künder eines neuen Paradigmas. Im Bekehren, Missionieren, im „Heiligen Krieg", ja sogar im narzisstischen Altruismus des Helfens lauert die Inflation.
Diese Gestalten von "Meistern" sind verdächtig:
  – die nicht ständig auf den inneren Führer verweisen, die sich auf sich selbst und ihre Selbsterfahrung, Selbstattribution als spirituell, mystisch, erleuchtet berufen.
  – die sich von einer Tradition oder Subkultur persönlich dazu stilisieren lassen.

- die sich auf die Autorität offenbarter Schriften oder eines sie beeindruckenden Autors als Stützen ihrer ich-haften Macht berufen.
- die Zeichen von Abhängigkeit (Haften) von Ruhm, Macht, Geld, Einfluss, Ehre, Triebwünschen tragen, die sich selbstherrlich unabhängig von jeder ethischen Disziplin benehmen.

Der Weg
Der Weg ist seit alten Zeiten als Grundmuster vorgezeigt: Es geht um *„das Fasten des Herzens"* im Sinne von Tschuang-tse: Leerwerden im individualisierten ego-zentrierten Bewusstsein, so dass das Eine diese Leere füllen kann. Es geht um die Relativierung des Ich, die Einsicht in die bedingte Entstehung und in die Vergänglichkeit des Ich als Voraussetzung für das Leerwerden (Nirvana, Shunyata im Buddhismus). In diese Leere bringt sich das unfassbare Transzendente ein, für welches das neti-neti gilt (nicht das, nicht das / es ist – es ist nicht): die Gottheit, Maha-Atman (im Advaita), Brahman, Param-Purusha oder als Buddhanatur aller Wesen im Mahayana. Es geht im Sinne von Meister Eckhart um das Entwerden, dass die Gottheit einwohne. Ganz ähnlich sprechen die Sufi vom Ohne-Selbst-Werden (fana).

Dies ist der lange Weg, welchen zu gehen der spirituell suchende Mensch aufgerufen ist: wandernd durch die Bewusstseinsräume wandelt er sich. Der Weg führt nicht aus der Welt, sondern in die Welt. Die Alltagswelt bleibt die Bewährungsstätte.

Psychopathologie gewährt einen Blick in die Werkstatt der Seele

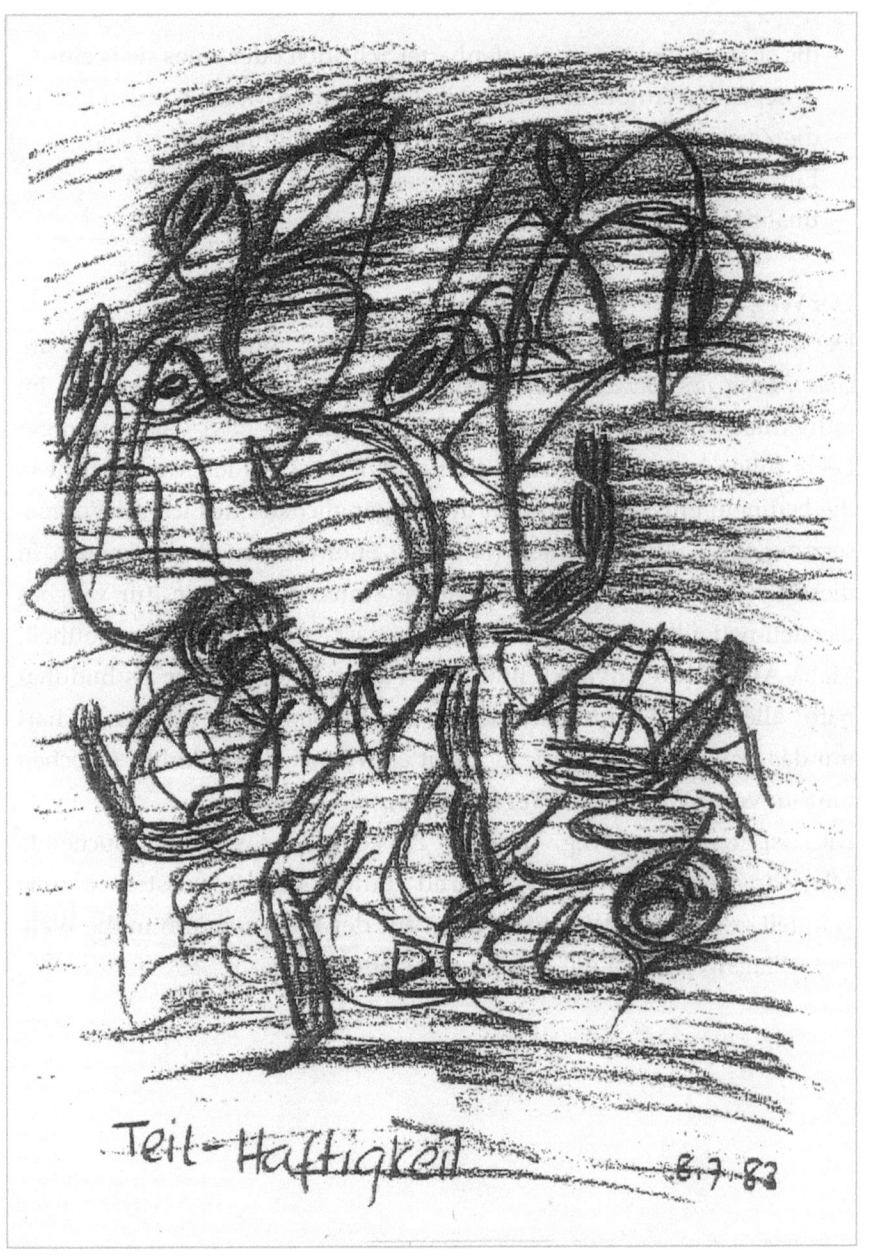

Psychopathologie gewährt einen Blick in die Werkstatt der Seele

Studium des Wahnsinns heißt Studium des Menschen auch in nichtkrankem Zustand (...) wie mit dem Mikroskop,

schrieb Ideler (1847, 13, 14) und ähnlich:

Das Studium der Wahnkranken ist gleichsam das Mikroskop, mit welchem der psychologische Forscher sich das zarte und innig verflochtene Grundgewebe der frommen Leidenschaft deutlich machen kann (ibid., 20).

In Idelers Verständnis laufen im Gesunden und Kranken nicht grundsätzlich verschiedene Vorgänge ab, sondern es waltet das gleiche „innere und ursprüngliche Gesetz der Seele":

Nur darüber darf ich mir einige Bemerkungen erlauben, dass auch im Wahnsinn das innere und ursprüngliche Gesetz der Seele noch in seiner ganzen wesentlichen Bedeutung waltet, dass nach demselben ihre schöpferische Kraft rastlos thätig ist und dass sie nur von einigen nothwendigen Bedingungen ihres Wirkens abweicht und deshalb mit sich selbst in Widerspruch gerät, dessen Erscheinung, weit entfernt einen auf Selbstzerstörung hinarbeitenden Geist zu verrathen, vielmehr sein stetiges Streben nach unendlicher Entwickelung des Bewusstseins, wenn auch unter mannigfacher Hemmung und Verkümmerung, zu erkennen giebt (Ideler 1842, 5).

Fremdbeobachtung und Introspektion als Quellen psychopathologischer Konzepte

Die Introspektion des mit sich selbst ehrlichen Psychiaters führte Eugen Bleuler zum partizipativen Verstehen mancher Vorgänge im Kranken. So sind seine frühen Schriften zur Suggestibilität (1904), zum Negativismus, zur Ambivalenz und Ambitendenz (Bleuler 1910/11) von einer introspektionsgeleiteten Psychologie geprägt. Das gilt wohl auch für seine Gewichtung der Affektivität für die Psychopathologie überhaupt, besonders der Paranoia (Bleuler 1906), sowie für seine frühe, allerdings nicht vorbehaltslose Akzeptanz Freudscher Psychodynamik. In seiner Monographie über die Schizophrenien von 1911 schrieb E. Bleuler ausdrücklich:

„Die Psychopathologie der Schizophrenie ist wohl eine der anziehendsten, gestattet sie doch die vielseitigsten Einblicke in das Räderwerk der kranken wie der gesunden Psyche" (Bleuler 1911 a, 284).

Im selben Jahr schrieb E. Bleuler (1911 b), was er da „sah":

Die Tiefenmechanismen [s. c. Freudsche Mechanismen, Anm. d. A.] sind ein integrierender Bestandteil unserer Psyche, sei sie gesund oder krank (68).

Eugen Bleuler blieb mit gewissen Vorbehalten der Psychoanalyse Freuds treu, auch wenn er aus der Internationalen Vereinigung ausgetreten war. Diese Treue würde Nietzsche erstaunt haben:

Personen, welche eine Sache in aller Tiefe erfassen, bleiben ihr selten auf immer treu. Sie haben eben die Tiefe ans Licht gebracht: da gibt es immer viel Schlimmes zu sehen (Menschliches, Allzumenschliches 1879, 1, 485).

Auch 1921 bekennt Eugen Bleuler, dass er Psychopathologie für einen wichtigen Weg zur Erkenntnis der menschlichen Seele halte. Freimütig gesteht er (1921, 3), dass er seine

Anschauungen über 50 Jahre an Gesunden und Kranken, an mir und anderen nachprüfte, ohne Widersprüche zu finden.

Solche Sicherheit, solches Selbstvertrauen könnte man sogar etwas neidisch bestaunen, wenn sie nicht (epistemologisch) so naiv wären. Bleulers Ausspruch erinnert an die Zeilen von Freud in seinem Brief vom 8. 5. 1913 an Ferenczi:

„Wir sind im Besitze der Wahrheit ... ich bin so sicher wie vor 15 Jahren."

Man wird nicht beim Befragen dieses Wahrheitsbegriffs stehen bleiben, sondern wird das Selbstgefühl des Autors beachten. Wie fern ist Sokrates mit seiner Einsicht in die Ungewißheit vermeintlichen Wissens. Mit Blick auf die Schizophrenie betonte Arieti (1955), dass ihre Psychopathologie grundsätzliche Einblicke in die menschliche Natur gewähre. Scharfetter (1995) sprach vom Schizophrenen als *sýmbolon anthrópou*, weil er beispielhaft die allgemein menschliche Gefährdung zu Fragmentation und Verirrung austrage.

Es sind im Blick auf viele Schizophrenie-Interpretationen gewisse Affinitäten zwischen den Autoren und den von ihnen interpretierten Kranken zu vermuten. Auch hier gilt der Satz von Hebbel (1903-1913): „Niemand schreibt, der nicht seine Selbstbiographie schriebe." Im Grunde geht es um die tiefe Einsicht des Buddha: „In allem sich selbst wieder erkennen. In sich selbst alles wieder erkennen" (Nyanatiloka 1981). Der Kranke führt gewissermaßen offen, unverhüllt, unverstellt die Vulnerabilität, Fragilität, Uneinheitlichkeit, die Gefährdung für Desorientierung und Wegabweichung vor, die potentiell, im Keim, in jedem Menschen steckt.

Was ein Autor aus dem Vorfindbaren, z.B. dem schizophren Genannten oder der Melancholie, entnimmt, worauf er sich einlässt, was er daraus macht, charakterisiert auch den Autor, nicht nur den Schizophrenen oder den Melancholiker. Wie Eugen Bleuler, der im gleichen Haus mit den Kranken lebte, die Schizophrenen erfuhr, ist gewiss sehr verschieden von der distanziert-autoritären Sozialrelation, mit der z.B. Kraepelin „seine" Kranken vorführte (s. seine Vorlesungen 1900).

Das gemeinsam Menschliche
Manfred Bleuler schrieb 1971, wie in Fortführung der Gedanken seines Vaters zur Ambivalenz: „Des Menschen Wesen ist zwiespältig und das

des Schizophrenen schon ganz" (Bleuler 1971, 18a). Und er betonte immer wieder, wie Gesundes im Schizophrenen sei – und Schizophrenes im Gesunden. So schrieb er z.B. 1972:

Hinter und neben schizophrenem Leben geht gesundes psychisches Leben weiter (. . .). Im langen Zusammenleben mit Schizophrenen sind Zeichen gesunden Lebens immer zu entdecken (...). Umgekehrt ist dem Gesunden hintergründig inneres Leben eigen, das sich nur schwer von schizophrenem unterscheiden lässt. Es äußert sich im Traum, in der Magie, im archaischen Denken, im Autismus Gesunder, ... (Bleuler 1972, 566).

Ciompi folgte (seit 1982 bis 1998) in einer Reihe von Werken zur fraktal-chaostheoretischen Interpretation der Psyche in gesunden und kranken Tagen diesem „Verwandtschaftsmodell".

Erst die Nähe des (mindestens im äußeren Funktionsbereich) Gesunden zum Kranken ermöglicht überhaupt Einfühlung, Empathie. Ohne das Eingeständnis dieser Verwandtschaft eines *humanum comune* psychologischer Vorgänge bleibt der psychisch Kranke der alienus mente, der Fremde, ganz Andere, mit dem der Gesunde vielleicht Erbarmen und Mitleid empfinden kann – aber aus einer großen sozialen Distanz. Jaspers' im Gefolge von Dilthey in die Psychopathologie eingebrachte strikte Trennung von Erklären und Verstehen steht auch in der Tradition dieses Abstandnehmens (s. Jaspers 1959). Auch viele Hirnforscher – von Meynert bis heute – denen mental disorders als neurological disorders gelten, wahren diesen Abstand: Hirngesunde sind klar getrennt von Hirnkranken.

Die Person im Ringen um ihren Bestand

Was dabei verloren geht, ist die Person der Kranken, ihre Lebensgeschichte, ihre Bedrängnis von innen oder außen, ihr Ringen um Bestand und Überwindung, ihre Selbstrettungsbemühungen (die Reil, Langermann, Ideler für die Psychiatrie ernst werteten). Und mit der Person geriet auch das Ernstnehmen des Ich des Kranken, sein Selbsterleben aus dem Blick der Aufmerksamkeit. Was lässt ihn, sein Ich zerbrechen, führt zur Fragmentation als schwerster Form der Dissoziation des Ich (Scharfetter 1999a)? Was überforderte die Synthese-Kraft? Welche Erfahrung, innere (wie Scham und Schuld, Selbstwert) oder äußere (Kränkung, Entwertung, Überforderung) führte zur Entmutigung, zur Selbstaufgabe, zur Flucht in eine selbstgeschaffene idiosynkratische, non-kommunikable, autistische Welt? Manchen vulnerablen Menschen ist schlicht die Belastung der Alltagsrealität zu groß. Sie fühlen sich der Aufgabe, sie zu bestehen, nicht gewachsen und müssen eine Eigenwelt, eine autistische Privatwelt, schaffen.

Hören Sie mir auf mit der Realität, die steht mir ja immer im Weg.
Frau N. brachte diese Selbsteinsicht, für das Bestehen des Lebens nicht genügend ausgestattet zu sein, so zum Ausdruck:
Ich bin unfähig, im Leben zu leben... Man hat mich für das Leben schizophren gemacht, weil ich doch mein Leben nicht wie die anderen leben wollte.
Frau K. sagte:
Die Humanoiden stören mich. Wenn das Leben auf mich zu kommt, mache ich Faxen...

Wahn und Halluzination als notgeborene Gestaltungen
Welche Sehnsucht, Leidenschaft (i. S. des 19. Jh.) trieb den Kranken in den Wahn, diese private und privative Eigenwelt? „Die Höhe der Unverstandenheit gibt leicht Adlerflüge" (Frau K.). Eine andere Patientin sagte zu ihrer schönen Wahnwelt: „Das ist mein Leben, meine Freiheit, mein Ziel." Eine Welt, die, obwohl Schutzraum, doch leidvoll,

einsam, aus dem Menschengemeinsamen verrückt bleibt. So wie Menschen der animistischen Kultur nie allein sind (immer von Geistern umgeben), so haben manche Halluzinanten ihre Begleiter: wie im Bergwerk eingeschlossene Grubenarbeiter, Alleinbergsteiger und Ozeanüberfahrer, Menschen in Einzelhaft, vereinsamte, in sich selbst abgekapselte Invalide.

Die Selbst- und Weltdeutung des Wahnkranken erfüllt eine Funktion: sie soll Sicherheit des Wissens, gar des Selbstgefühls und des Verhältnisses zu den Menschen herstellen. Sie soll dem Chaos entgegenwirken, der Unsicherheit, dem schwankenden Boden und der „durchlöcherten Materie". Wenigstens dies ist gewonnen: „Jetzt weiß ich". Wahn hat etymologisch mit Gewinn zu tun (Scharfetter 1996b).

Die Funktion von Symptomen

Die Frage, was ein Symptom dem Patienten bringt, speziell ein produktives Symptom wie Wahn oder Halluzination, muss so nah wie möglich an des Patienten Selbsterfahrung und an ihm zugängliche Zusammenhänge zwischen Selbsterleben und Verhalten geknüpft werden.

Supponierte metapsychologische Konstrukte entfernen nur von der zu deutenden Sache. Sie dienen eher dem Interpreten als dem Patienten. So wie Texte widerständig sein können gegenüber Deutungen, so kann auch Verhalten schwer zu deuten oder mehrdeutig sein. Und beide, sowohl Texte als auch Patienten, sind wehrlos gegenüber Interpretationen, die an ihnen begangen werden.

Die Ich-Stütze des Idols

An manchen Wahnkranken kann gezeigt werden, wie wichtig, wie haltgebend, ich-stützend, identitätsgebend ein Idol, eine Leitidee, ein idealisierter Führer sein kann. Gerade da, im Größenwahn, im messianischen und Prophetenwahn, in der megalomanen Selbst-Deifizierung, im Weltrettungs-, Welterneuerungswahn kommt die auch außerhalb der Psychosen wirksame Psychodynamik in den Blick. Im Fanatismus orientiert sich das Individuum auf ein Ziel, das ihm Halt, Richtung, Leitschiene, Sinnspender, Kraftquelle, Identitätsmarker und Machtvermittler in einem ist. Das mag in religiösem Fundamentalismus, im politischen Extremismus, im Nationalismus, im Sektenanhängertum wie in manchen Sektenbekämpfern (Nachfolger der Inquisitoren) wirksam sein.

Leidenschaftliches Tun, ob im Terrorismus, im Predigen, im Krieg, im Ethnozid, im Mord und in der Ausbeutung von Pflanzen und Tieren für die eigenen Bedürfnisse (nicht nur um der Ernährung und des Geldes willen, sondern auch aus Forscherneugier und Karriereehrgeiz), ist gefährdet zur unempathischen, egoistischen Rücksichtslosigkeit.

Einem mächtigen Guru, Führer zu folgen gewährt Partizipation an dessen Macht und Ruhm, entlastet von selbstverantwortlicher Autonomie. Grauenhafte Beispiele dazu liefert die Verstiegenheit der Psychiatrie in der Zeit des Nationalsozialismus. Darin zeigte sich im Exzess die Manipulierbarkeit des Mediziners durch das Diktat des Zeitgeistes, seine Anfälligkeit für Ideologien im Gewand von Scheinwissenschaft, seine Verführbarkeit durch Konformität, Macht, Ruhm, Geld. Andererseits zeigt sich darin die Hilflosigkeit des Mediziners in ethischen und religiösen Fragen, also auch gegenüber Sterben, Tod, Selbsttötung, Gnadentod. Dagegen hilft sicher nicht die Vermehrung von Fachwissen, verbesserte Techniken, Kontrollmanagement, sondern philosophische Besinnung über die Medizin und Psychotherapie als interpersonelles Handeln, wie sie in der Sophrosyne (d.i. kluge Besonnenheit) gepflegt wird.

Das sind einige Beispiele zur Illustration der Aussage Idelers, das

Studium des Kranken erlaube Einblicke in die Psyche des nicht so offenkundig Kranken.

„Auch die kranke Seele kann so wenig wie die gesunde etwas ganz Neues schaffen" (Hagen 1870). Beide tragen die Verhaftung an die Beschränktheit menschlicher Erkenntnis aus. Angelus Silesius (1946) schrieb dazu:

> *Die Welt, die hält dich nicht,*
> *Du selber bist die Welt,*
> *Die dich in dir mit dir*
> *So stark gefangen hält.*

Vulnerabilität und Psychasthenie

Das gemeinsam Menschliche ist eine verletzliche, zerbrechliche, „kränkbare" Natur, gefährdet für Verirrungen, Verstiegenheiten, Untergang. Der Mensch, „der erste Freigelassene der Schöpfung" (Herder 1790,244) bewältigt die Entbindung von vorgegebenen Leitseilen (in Form von Instinkten, Verhaltensprogrammen, gesellschaftlichen Normen) nur schwer – und verirrt sich auf seinem Weg, wenn er nicht einen Ziel und Sinn gebenden Leitstern in sich findet, oder er fesselt sich an Idole, Meister, Propheten, Gurus, Künder, weltliche oder religiöse Führer. Die Festigkeit des Zusammenhaltes der Person und ihre Standhaftigkeit in den Stürmen des Lebens (Resilienz) sind unterschiedlich. Die Anlage, die Konstitution ist verschieden hinsichtlich Robustheit und Elastizität. Das mag an der Erbkombination, an durchgemachten intrauterinen, perinatalen, postnatalen Schädigungen oder an entwicklungsfeindlichen und überfordernden Lebenserfahrungen liegen.

Dass man mit einer solchen Disposition rechnen müsse, war schon in den Anfängen der Psychiatrie geläufig. Canstatt (1841) schrieb von der psychischen Vulnerabilität:

Psychopathologie gewährt einen Blick in die Werkstatt der Seele

Man beobachtet bei vielen Individuen, die man noch nicht geradezu geisteskrank nennen kann, einen solchen Hochstand der psychischen Erregung, dass es nur eines geringen Anlasses bedarf, damit wirkliche Alienation entstehe. Wir nennen diese psychische Vulnerabilität und die meisten Gelegenheitsursachen, welche die Geisteskrankheit ins Daseyn rufen, finden bereits diese Prädisposition vor (329).

Auch Griesinger (1845), einer der frühen Ich-Psychopathologen, schrieb zur psychischen Konstitution als einem Gefährdungsmoment, bestehend in einer Labilität, Empfindlichkeit und Überreagibilität:

Von der Art und Weise und von der Leichtigkeit, mit der das Ich in der Form der Gefühle und Gemütsbewegungen afficirt wird, hängt allerdings ein größerer Teil der psychischen Reaktionsweisen des einzelnen Menschen und damit der individuellen Eigenthümlichkeit ab (44).

(...) die größere psychische Empfindlichkeit, (...) den Zustand, wo jeder Gedanke auch zu einer Gemüthsbewegung wird, daher den raschen und leichten Wechsel der Selbstempfindung und der Stimmungen (...) (117).

Das entspricht weitgehend dem Begriff des Psychasthenikers im Sinne von Pierre Janet (1889): labile, empfindliche, verletzliche, leicht aus der Bahn geworfene, leicht „aus dem Häuschen" geratende (aus dem Häuschen des Selbstseins), dann u. U. dissoziative Phänomene manifestierende Charaktere. Schlechtes Selbstgefühl, negative Selbstbewertung, zu wenig oder zu viel an Selbstabgrenzung, Selbstfürsorge, -achtung sind Kennzeichen.

Selbstverfangenheit und Selbstaufgabe
Selbstmitleid kann eine Eigenschaft solcher vulnerabler, psychasthenischer Menschen sein: eine Form der Verfangenheit in sich selbst. Selbstmitleid meint eine thematisch auf Bedauern mit sich selbst, über

das eigene Befinden, den eigenen Zustand, das eigene Schicksal eingeengte und/oder fixierte Einstellung der Selbstzentriertheit (egozentrische Position) – oft ohne Rücksicht auf andere –, verwandt der Hypochondrie. Es ist eine Form des Beschwerdeaustrages, eventuell der Krankheitsverarbeitung, die praktisch bedeutsam ist wegen der Egozentrizität im oft klagsam-beleidigt-anklagenden, Mitleid-heischenden Verhalten, das bei den Betreuern negative Gefühle wecken kann (sogenannte negative Gegenübertragung), und durch die Gefahr der Fixation in einer solchen Einstellung (Geleise der Persönlichkeitsentwicklung).

Solche Menschen sind leicht verzagt, reagieren dann mit appellativem Verhalten oder geben sich selbst gar schnell auf, lassen sich fallen in demonstrativer Hilflosigkeit: „Ich kann nicht mehr." Dieses Sich-selbst-Aufgeben in Verzagtheit, Entmutigung, Verzweiflung, Schmerz und Wut oder das Sich-fallen-Lassen in die Psychose als Enthebung von Selbstverantwortung, das Sich-sinken-Lassen oder gar Sich-dahinein-Verrennen, -Verirren, -Versteigen: einzelne introspektiv begabte Schizophrene (ähnlich bipolar Affektkranke) können dies selbst einsehen und mitteilen.

Es kann wie eine Verführung sein, sich in schmerzlich-schwierigen Lebenslagen wieder dahin treiben zu lassen. Ein in vielen schweren schizophrenen Episoden erfahrener, introspektions- und sprachbegabter Mann bekannte mir Jahre nach seiner letzten schizophrenen Symptomatik:

Ich war wütend auf Sie, weil Sie mir die Möglichkeit genommen haben, mich in die Psychose fallen zu lassen.

Die Selbstentlastung in der psychotischen Scheinfreiheit empfand er als Sog der Verführung.

Psychodynamische Interpretationen schizophrener Erkrankungen als

Flucht, Sich-Verrennen, Verirren, Versteigen, Absturz, Abkapselung, als Abwehr oder Versagen jeder Abwehr, als aktive Selbstzerstörung (in der Nähe der Automutilation und des Suizids) sind nicht generalisierbare Entweder-Oder-Deutungen. Im Einzelfall mögen solche Verstehensversuche eine gewisse Plausibilität haben. Man sollte daraus keine Kausalkonstruktion ableiten.

Verzerrte Pathologie- und Pathogenitäts-Attributionen
Der Blick in die Geschichte des Faches lehrt, wie verzerrt der Blick mancher Psychologen und Psychiater wurde, als sie naiv oder voreingenommen von den Narrationen ihrer psychoanalytisch behandelten Erwachsenen auf die Entwicklungspsychologie gesunder Kinder schließen wollten. Die zumindest verbal-terminologische Pathologisierung der kindlichen Psyche bei Freud (1905), später besonders bei Melanie Klein (1948) illustriert makaber, wie gefährdet manche Autoren sind, ihre Ideation dem Vorfindbaren überzustülpen, im Sinne von Umdeutung oder Verleugnung. Dies ist ganz in der Linie des epistemologischen Selbstbekenntnisses von Freud (1917):

Wir wollen die Erscheinungen nicht bloß beschreiben und klassifizieren, sondern sie als Anzeichen eines Kräftespiels in der Seele begreifen, als Äußerungen von zielstrebigen Tendenzen, die zusammen oder gegeneinander arbeiten. Wir bemühen uns um eine dynamische Auffassung der seelischen Erscheinungen. Die wahrgenommenen Phänomene müssen in unserer Auffassung gegen die nur angenommenen Strebungen zurücktreten (62).

Die Pathogenitäts-Attribution an die Kindheit, an die Geburt (Rank 1924, Grof 1978), an pränatale Erfahrungen, gar antekonzeptionelle Vorgänge (Reinkarnationslehre) schließt sich an. Um 1960 folgte die Zuschreibung der Pathogenität an die Familie, Gesellschaft.

Fliessender Übergang von gesund und krank. Individual- und Sozialpathologie

Es gibt in der Pathologie kaum eine Verstiegenheit, die nicht auch in Überzeugungen, Gewissheiten, Ideologien, Verhalten des scheinbar normalpsychologischen Bereichs gefunden werden könnte.

Der Psychiater befasst sich zunächst mit Einzelnen (Individualpathologie), wird aber direkt und indirekt immer wieder auf ähnliche Phänomene bei Gruppen, gar Massen treffen (Sozial- und Kollektivpathologie). Zum Beispiel sind eine grandiose narzisstische Überhöhung des eigenen Wertes, der Kompetenz, Macht, und Defizite an Rücksicht und Toleranz, Empathie und Sympathie verbreitet (über Lasch, 1970, mit seiner Analyse des Narzissmus in den U.S.A. hinaus). Häufig trifft man ein Auseinanderklaffen von präsentiertem werbekräftigem Schaubild und wirklichem Verhalten. Verleugnungen von Fehlverhalten, gar pseudologische Geschichten, sind verbreitet. Wahnähnliche Verirrungen und ethisches Fehlverhalten von Führern, Mächtigen, religiösen Lehrern zeigen, was für eine Dynamik der Verführung und der Überforderung der Persönlichkeit in solchen Positionen liegt. Induzierte Halluzinationen, Illusionen, Automatismen, Scheinerinnerungen gedeihen in Sekten und sozialpsychologisch verwandten erfahrungsvermittelnden workshop-settings.

Individualpathologie und Sozialpathologie sind aber nicht nur vom Erscheinungsbild her ähnlich, sie sind ätiopathogenetisch korreliert: die Charakter-Pathologie eines Einzelnen (nicht eines wirklich offenkundig Kranken) kann in Familie (z.B. Inzest) oder Gesellschaft (z.B. megalomane Selbstherrlichkeit) pathogen wirken – und aus solchem Milieu wachsen wieder pathologische und pathogene Charaktere. Die Wertwelt einer Gesellschaft kann bestimmte (z.B. rücksichtslose, aggressive, spaltungsfähige) Charaktere begünstigen. Sie sind im Vorteil im Wett-

bewerb des „survival of the fittest." Die sozialpsychologische Pathologie sprach Nietzsche an:
Der Irrsinn ist bei einzelnen etwas Seltenes – aber bei Gruppen, Parteien, Völkern, Zeiten die Regel (Nietzsche 1955, 156).
Im Blick auf das oft nur indirekt zu erahnende Privatissimum der Menschen verschwimmt die Unterscheidung nach Normen-Kriterien ohnehin (s. S. 111).
Was zählt, ist in praxi die Lebensbewährung, die Funktionstüchtigkeit. Kranksein heißt vor allem wissenschaftlichen Operationalisieren und vor allen ätiopathogenetischen Deutungen Infirmität: nicht mehr Können, Versagen, den Lebensaufgaben und -umständen, aus welchen Gründen auch immer (also unabhängig von der supponierten Ätiologie), nicht mehr gewachsen sein. Wenn die Lebensumstände extrem sind (Traumen, Entbehrungen, Missbrauch u. ä. Überforderungen), kann das Versagen, die Bewältigungsunfähigkeit viele treffen, die in besseren Verhältnissen gesund geblieben wären.

„Es geht immer um mich"
So sagte vor Jahrzehnten ein tiefsinniger Patient. Tatsächlich geht es in aller Psychopathologie um das Ich, um dessen Festigkeit und Flexibilität, Einheit und Vielseitigkeit, um dessen Kommunikationsfähigkeit, Reifung, Autonomie, Selbstakzeptanz und Selbstwert, um dessen übermäßiges In-sich-Eingeschlossensein in der Depression, um dessen Außer-sich-Geraten in der Manie (Griesinger 1845). Es geht um den Verlust der basalen Ich-Dimensionen Vitalität, Aktivität, Konsistenz-Kohärenz, Demarkation und Identität in den heute (noch) sogenannten Schizophrenien (Scharfetter 1995a). Im dementiellen Abbau gehen die „Werkzeuge" des Ich verloren, im Koma sind sie paralysiert (Tafel 6).
Was das Ich sei, wie das Selbstsein verstanden werden kann, wie diese

temporäre Bewusstseinsgestalt wird, sich wandelt, aber doch als selbstidentisch durchhält, bis sie vergeht; was das Ich in der Vielheit seiner Aspekte und Funktionen zu einer Einheit zusammenhält oder in einer Schwäche der Synthese dissoziieren lässt; was für Kräfte aus Liebe, Güte, auch aus einer Sinn gebenden Leitidee kommen können rsp. woran, an welchem Substrat diese wirken; da sind viele offene Fragen (Scharfetter 1996a, 1998a).

Pathologie des Ich – Psychiatrische Nosologie

Das unreife Ich	Infantilismus, Retardierung, Regression
Das schwache Ich	Defizitäre Stärke und Autonomie, Selbstwert Narzisstische Störungen Diverse Persönlichkeitsstörungen
Das instabile, fluktuierende, segmentierte Ich	Borderline
Das dissoziierte Ich	Dissoziierte Identität (multiple Persönlichkeit)
Das zerspaltene, zersplitterte, zerstörte Ich	Schizophrenie
Das niedergedrückte, eingeschlossene Ich	Depression
Das überhöhte, gesteigerte, exaltierte Ich	Manie
Werkzeugstörungen des Ich	Zerebrale Schäden
Das erloschene Ich	Koma

Tafel 6: Pathologie des Ich – Psychiatrische Nosologie

Die Bewusstseinsgestalt Ich
Immer wieder stößt das fragende Denken an das Ich als enigmatische Gestalt temporärer, vergänglicher Konstellation verschiedener Funktionen: Die Bewusstseinsgestalt „Ich" erscheint als Selbstgefühl, Selbsterfahrung („I"), als Gegenstand der Selbstreflexion („me"), als synthetisches Potential oder als Resultat transzendentaler Kohärenzstiftender Subjektivität (i.S. des transzendentalen Ich von Kant), als narrative Gestalt in einem Werdensprozess, als Attraktor, Selektor,

Akteur, Dramaturg individueller physiognomischer Formung, Gestaltung, Schöpfung, als Opfer von Impulsen, Trieben, Wünschen wie als verantwortliche Instanz für die Selbstaufführung im Handeln in der Welt und als Konstrukt sozialer Zuschreibungen.

„Ich habe mein Ich verloren – aber um in dieser Welt zu leben, braucht man ein Ich", sagte Monique, eine in der schweren Ich-Krankheit Schizophrenie schmerzvoll erfahrene Frau. Dieser vergängliche mentale Funktionskomplex Ich ist unumgänglich nötig zum Bestehen in der Welt. Er ist ständig in Entwicklung und Bestand gefährdet durch entwicklungsfeindliche, überfordernde Lebenserfahrungen. Das Ich kann zerbrechen, sich auflösen – und dennoch bleibt ein Rest, der sogar die Erfahrung des Ich-Verlustes noch wahrnehmen und mitteilen kann. Ja selbst für die Nicht-Ich-Lehre des Buddhismus (Anatta) braucht es einen Gestalter. Ernsthafte buddhistische Philosophie freilich verleugnet nicht das Ich als temporären Funktionskomplex, sondern will gegenüber der brahmanistischen Lehre eines quasi-substantiellen Atman das Nicht-Sein eines Absoluten betonen: *anatman* (Sanskrit), *anatta* (Pali). Was als Vehikel der Einzelexistenz, gewissermaßen als Instrument des Weltbestehens gebraucht wird, ist das Ich als *aham-kara* (Ich-Macher) (Scharfetter 1996a). Dieses ist freilich selbst geheimnisvoll und nicht weiter kognitiv fassbar. Aber es ist diese temporäre Funktionskonstellation Ich, die sich bei ungünstigen Bedingungen nur kümmerlich entwickeln, schwach (psychasthenisch) bleiben, vielleicht später erkranken kann an der Fragmentation des Ich, der schwersten Form der Dissoziation, die seit Eugen Bleuler Schizophrenie genannt wird (Scharfetter 1999a).

Ich und Selbst
Das Verhältnis des Ich zum Selbst, wie dieses vorgestellt wird, hängt

von der jeweiligen Begriffstradition ab. Das Selbst als das große, das Überselbst, Maha-Atman, stammt aus der indischen Philosophie, gelangte von daher über Schopenhauer zu Nietzsche, von ihm zu Jung und auf diesem Weg in die Transpersonale Psychologie. Dieses Selbst ist jenseits aller Pathologie. Die andere Begriffstradition stammt aus der Psychoanalyse, als diese nach der Ich-Psychologie eine Selbst-Psychologie und Selbst-Psychopathologie entwickelte (sog. Frühstörungen, Borderline, Narzissmus). Da es in beiden Traditionen die Rede vom „wahren Selbst" gibt, ist die Begriffsverwirrung naheliegend. Das „wahre Selbst" der Atman-Tradition meint das eigentliche, einzige, wahre, absolute, heute transpersonal genannte Sein als Ermöglichungsgrund alles Seienden (also auch des Einzelindividuums). Hingegen ist das „wahre Selbst" (true self, Winnicott 1965) der Psychoanalyse eine Idealbildung im Kontrast zum klinischen Konzept des „falschen Selbst", des unechten Selbstseins in fehlender eigener oder Leihidentität.

In der jüdisch-christlichen Tradition entwickelte sich zusammen mit dem Monotheismus der Monopsychismus, die Vorstellung *einer* Seele, *einer* Person, einer geschlossenen Einheit des Individuums. Diese Idee, dieses Ideal der Einheit entspricht nur annähernd der konkreten Vielfalt, Vielschichtigkeit, dem Facettenreichtum der Persönlichkeit, des Charakters mit seinen Subselves, Subpersönlichkeiten. Gegen Ende des 19. Jahrhunderts und ähnlich am Ausgang des 20. ist dieses Thema in der euro-amerikanischen Kultur hoch aktuell: Wie einheitlich darf man sich eine Persönlichkeit einigermaßen realistisch vorstellen, welches Facetten-, Schichten-, Subpersönlichkeits-Modell wird der faktisch oft uneinheitlichen Vielfalt gerecht? Was hält die Vielfalt zur Einheit einer selbstverantwortlichen, vielseitigen, aber kohärenten Persönlichkeit zusammen? Kant (1787) rang mühevoll und umständlich um das fraglos Selbstverständliche: um eine intellektuelle Sicherung der Synthesis im

Bewusstsein, die ein Selbstbewusstsein schafft (statt einem vielfarbigen, verschiedenen Selbst): „Die synthetische Einheit des Mannigfaltigen ist der Grund der Identität" (§16, 144B). Das Unterliegende, das Subjektum, die Hypostase – die Synthesekraft der Subjektivität ist nur ein Wort für dieses unbekannte Zusammenhang-Stiftende.

Kontroll-Ich, Selbstaufgabe, Sich-Verrennen
Die Fähigkeit des Ich zur Selbstbeobachtung und Selbststeuerung, das sogenannte Kontroll-Ich, Observer-Ego, ist vermutlich für die Psychopathologie noch ungenügend geklärt.
Bei manchen Menschen entwickelt sich eine Art Hypertrophie der Selbstbeobachtung, Hyperreflexivität, die pathogen werden kann. Sie würgt jede Spontaneität ab und kann zu zwanghaftem Kontrollverhalten führen. Auch Depersonalisation und Derealisation können aus übermäßig reflektierendem Abstand zu sich selbst und der Umgebung folgen. Dazu kommt dann die Erwartung (wieder eine Einstellung des Observer-Ego), die das Wiederauftreten einleitet oder die Dauerhaftigkeit solcher Erlebnisse fortsetzt.
Psychotisch werden, in eine Psychose zu fallen, die nicht deutlich physisch oder psychotraumatisch exogen-reaktiv ist, kann zusammengebracht werden mit einer Selbstaufgabe, dem Über-Bord-Werfen des Kontroll-Ich, einem Sich-fallen-Lassen oder Verrennen, ja (bes. beim Rezidiv) Sich-Hineinstürzen in eine psychotische Episode (das gilt nicht nur für Schizophrenien, aber sicher nicht für alle Psychosen). Der bis ins 19. Jahrhundert zurückgehende Gedanke einer Flucht in die Krankheit gehört hierher: Krankheit zu deuten als eine – freilich pervertierte und misslingende – Befreiung von einer unerträglichen inneren (Konflikte, Bedürfnisse, Sehnsucht, Schmerz, Scham u. ä.) oder äußeren Situation.
Das Sich-Aufgeben oder -Verrennen kann in Angst, Schmerz, Trauer,

Selbstentwertung, Verzweiflung geschehen: Verzweifelt sich selbst suchen (sich seines Selbst nicht bewusst sein), verzweifelt nicht sich selbst sein wollen oder können, verzweifelt man selbst sein wollen (Kierkegaard 1973, 396).

Aber auch Wut, Trotz, selbstzerstörerische Auflehnung gegen die Ohnmacht eigener Nichtigkeit, können emotional-affektive Komponenten dieses unheimlichen, letztlich geheimnisvollen Autodestruktionsprozesses sein. Dazu schrieb Monique (die S. 185 zit. Schizophrenie-Patientin): „Ich habe bewusst durch Akte der Selbstzerstörung mein Ich zerstört." In dieser Perspektive rückt die Psychose in die Nähe der anderen Autodestruktionen (Automutilation, selbstzerstörerischer Lebensstil, Suchtkrankheiten, u. U. auch Ausübung gefährlicher Sportarten, Suizid). Die Thematik der Selbstvernichtung ist mit dem Bezug auf einen Todestrieb (Freud 1917, Ges. Werke, XIII, 40) nicht aufgehellt. Vielmehr scheint mir die Frage fruchtbar, welches Ich so schwach ist – und aus welchen Bedingungen –, dass es sich fallen lässt, aufgibt, sich keinen Wert gibt, völlig mutlos wird. Das führt wieder in die Nähe des alten Konzeptes der Psychasthenie (vgl. S. 92) als prädisponierendem Faktor. Diese Vulnerabilität darf nicht vorschnell als spezifisch (gar „schizotrop") eingestuft werden. Freilich eröffnet das weitere Fragen, nicht nur nach der Ätiologie, sondern wie es dann zur individuell so verschiedenen Gestalt der Psychose, ihrer Austragungsform, kommt.

Eine Interpretationsmöglichkeit psychotischer Dekompensation als Selbstzerstörung, auch von Suizid in manchen Psychosen, sogar manchen Automutilationen ist die: das Letzte, was das bedrängte, sich ohnmächtig fühlende Ich noch zuwege bringt, der letzte Akt der Selbst-Bestätigung „Das kann ich noch." Manche Patienten können diese Dynamik introspektiv erkennen, zumindest im reflexiven Rückblick im therapeutischen Dialog.

Für manche Naturen, die sich in ihrem Mangel an Urvertrauen ängstlich ans Leben, an die Illusion von Geborgenheit, Sicherheit, Dauer klammern, ist schon die Wahrnehmung, die Vorstellung und das gedankliche Sich-Befassen mit dem Thema Vergänglichkeit, Ungesichertheit der Existenz (im ökonomischen, gesundheitlichen, partnerschaftlichen Bereich), Altern, Sterben und Tod Anlass zu schweren Ängsten, die zur Bewusstseinseinengung, zum Verlust von Besonnenheit und Selbststeuerung führen können.

Die Bedeutung des Kontroll-Ich für psychotische Dekompensationen, besonders auch für Rezidive (da die Entlastung von Verantwortung, Schuld, Scham im Kranksein bereits erfahren wurde), für Automutilation und manche Suizidhandlung führt weiter zur Frage, wieviel von der Psycho-Soziotherapie „Stärkung des Ich" (Griesinger 1845) und Stärkung des Kontroll-Ich sei: Rekonstruktion und – präventiv – Festigung und Gewinn an Selbstwahrnehmung und -steuerung, Elastizität, Flexibilität der Bewältigungsstrategien des Ich. Deutlich ist das an der rekonstruktiv-resynthetischen Therapie der schweren schizophrenen Ich-Krankheit (Scharfetter 1995a), bei der gerade diese „Ego consolidation therapy" in „informed empathy" (Scharfetter und Fewtrell 1999) so gewichtig ist. Diese Therapie muss vom Selbsterleben des Patienten und vom funktionellen Zusammenhang von Selbsterleben und Verhalten ausgehen (Scharfetter 1998b, 1999b, 1999c, Scharfetter und Stigler 1999).

Die Stärkung des Ich führt zur Restitution. Wir als Therapeuten haben herauszufinden, was wir zu diesem Heilungsprozess beitragen können, im Sinne von Stärkungsmaßnahmen (z.B. leibeinbeziehende Psychotherapie, Selbsterkenntnis von persönlichen Schwächen und ungünstigen Reaktionsmustern u. ä.) und/oder im Sinne der Beseitigung von Hemmnissen (z.B. in ungemäßen Erwartungen an sich selbst oder von

Seiten anderer, Familientherapie, Soziotherapie etc.). Es sollte dabei klar sein: intellektuelle Einsicht in die eigene Pathologie und deren eloquente Verbalisation (z.B. in der Sprache einer psychologischen oder psychiatrischen Subkultur, einer Schule, ob behavioristisch, psychoanalytisch, systemisch o. a.) ist noch nicht Stärkung des Kontroll-Ich. Gerade bei inaktiven und mutlosen Menschen, die für Intellektualisierung und Verbalisierung begabt sind, bringt diese Fähigkeit die Gefahr der Fixierung auf diese Rolle (Opfer zu sein, nicht verantwortlich zu sein) und perpetuierte Therapien, die nicht oder ungenügend zu Veränderungen in Erleben und Verhalten führen.

Für den selbststeuernden Umgang mit Depression und Manie bei bipolar Affektkranken, für das Durchhalten in Depressionen, das Bestehen von Ängsten ist dieses Kontroll-Ich, seine Entwicklung und Stärkung hilfreich. Auch manche Schizophrene lernen mit der eigenen Störung, Empfindlichkeit und Reaktionsbereitschaft, aber auch mit ihren Symptomen in einer Art Selbst-Steuerung besser umzugehen.

Sucht – Siechtum des Ich – und die eigentliche Heimat
Sucht, Addiction, Verhaftet- und Verfallensein an ein Suchtobjekt oder ein süchtig vollzogenes Tun – leitet man etymologisch von siech, krank ab (eng. sick, dt. siech, Seuche). Ein Charakteristikum der Sucht ist doch ein bestimmtes Suchen, Gieren nach einem, Fixiertsein auf ein Objekt oder Tun. Wann wird das Suchen zur Sucht? Es ist einmal das Übermaß, die Einseitigkeit, Ausschließlichkeit des süchtigen Fixiertseins, Verfallenseins, die den Süchtigen schließlich infirm, dysfunktionell, krank macht. Es ist weiter das verfehlte Suchen: nicht das Eigentliche, Heilsame suchen, welches Ruhe, Einmittung, Frieden, Heimat vermittelte. Der Süchtige strebt nach dem Uneigentlichen, dem Rausch, der Betäubung, nach dem Ersatz, der Ablenkung: Flucht und Selbsttäuschung. Das

Psychopathologie gewährt einen Blick in die Werkstatt der Seele

suchtartige Gieren oder Tun überdeckt den zugrunde liegenden Mangel, das zur Sucht als Siechtum motivierende Defizit. Woran mangelt es der Person des Süchtigen, was ist gefährdet: sein Ich, Selbst, seine Person – und damit die ihm zugehörige, von ihm mitkonstituierte individuelle Welt. So gesehen wird deutlich, dass Sucht Flucht ist: Flucht vor dem unerträglichen Leben, vor dem schwachen, verletzlichen, unechten, leeren, vom Chaos bedrohten Ich. Flucht vor der klaren, selbstbescheidenen, selbstrelativierenden Einsicht: ein Vergessenwollen, Verleugnen, Überdecken der Leere. Flucht in ein falsches Selbst (Winnicott 1965).

Wenn Sucht Ausdruck eines Siechtums des Ich/Selbst ist, kann man formulieren: Jede Sucht ist eigentlich „Ich-Sucht". Ein narzisstisches Phänomen sowohl bei den kohäsiven wie den non-kohäsiven Selbstpathologien. Sucht sucht eine Bestätigung des Ich, sucht Identität, Struktur, Halt, Wert, Überdecken oder Ausblenden der Leere.

Die Gesellschaft und ihre Kultur trägt zur Gestaltung, Formung des Ich/Selbst, also auch zur Gefährdung der Person für Sucht bei. Die gesellschaftlichen Angebote von Suchtobjekten (z.B. Alkohol und andere Drogen) und süchtigmachenden Aktivitäten (z.B. Spielen) verführen die Anfälligen.

Der Mensch ist ein suchtanfälliges Wesen, sein Ich ist gefährdet, verletzbar, fragil, instabil, fluktuierend, schwankend. Der Mensch findet sich im unbehausten ewigen Wanderer Ahasver, im menschenfernen Kaspar Hauser als ausgesetzt, ungeborgen, heimatlos gespiegelt – und ist in dieser Kondition gefährdet für mannigfache Abhängigkeit. So vieles kann süchtig missbraucht werden (siehe Tafel 7).

Sucht erscheint in dieser Sicht als Flucht vor dem Leiden eigentlicher Heimatlosigkeit: nicht in sich selbst zur Ruhe kommen können.

Sucht – «Objekte»

Substanzen	Alkohol, Drogen
Triebe	
Oralität	Ess- / Magersucht, Bulimie / Anorexie
Sexualität	«normale» und pervertierte (Don-Juanismus, Deviationen)
Aggression	Selbstversicherung als aktiv und stark Abwehr von Angst, Trauer, Verzweiflung
Spielen	Spielsucht
Kaufen	Kaufsucht
Arbeiten	Workaholics
Affekte / Emotionen	«Glück» i.S.v. Verleugnung des Schweren Trauer, Schmerz Verletzung, Kränkung Fixierung auf Identität als Opfer
Schmerz	Schmerzkrankheit
Tod	(death as a style) Suizid, Parasuizid, akut, chronisch
Gefahr	Sensation seeking personality Risikoreiche Sportarten, -Berufe
Ich-Ideale / Ziele	Karriere, Macht, Ruhm, Ehre
Religion	Fanatismus Missionarismus Fundamentalismus Sektarianismus Gebet, Meditation Askese, Selbstgeisselung, Fasten
Bewusstsein	Ekstase als Eskapismus Spiritueller Eskapismus «transpersonal addiction»
Psychopathologie	Psychosesucht (Rezidivgefährdung) Krankheitssucht (hospital addiction) Zwang

Tafel 7: Sucht-«Objekte»

Heimkehr ins Alleine

Heimat, d.h. Verwurzelung, Hafen, Ankerplatz, Bodenständigkeit, Geborgenheit und Vertrautheit mit einer Hütte, einer Landschaft, mit Menschen. Heimat in diesem Sinne ist die Verbundenheit mit der Mutter Erde, Gaia, mit der Sozietät, der Kultur. Dazu gehört auch die Religion, auch die kirchlich ausgeformte: die Kirche, der mystische Leib Christi, „ist" die Gemeinschaft der Gläubigen.

Eigentliche Heimat kann nur im Eigenen erfahren werden: im Selbst, wozu auch der eigene Leib gehört. In der äußeren Heimat kommt nur zur Ruhe, zu Friede, Gelassenheit, wer die innere Heimat gefunden hat. Dieses „wahre" Zuhausesein in der inneren Heimat ist das Gegenteil von Ekstase (außer sich sein). Diese Heimat ist locus sacer, heiliger Raum, templum: Mitte der Welt, Repräsentant des Weltalls, des Seins, der Gottheit: Gottes Haus als eigentliche geistige Heimstätte ist die Mitte der je individuellen Welt. Da wandelt sich das Profane ins Sakrale, da treffen eigene und Seinsmitte in eins zusammen.

Innere Heimat heißt im eigenen Wesen stehen (in Sanskrit sva-dharma), den je eigenen Weg suchen, finden, gehen. Es ist der Weg vom unechten Selbst (false self, Winnicott 1965) hin zur Authentizität der eigenen Wesensart, mutig und gefasst das eigene Vermögen unter Berücksichtigung von Schwächen und Fehlern zu leben (vgl. Gottfried Benn, 1947: „Rechne mit deinen Defekten, gehe von deinen Beständen aus, nicht von deinen Parolen.").

Der Weg der spirituellen Entwicklung geht über das Ich hinaus: er richtet sich auf das überindividuelle allgemeinsame Urhervorbringende (Gott, Gottheit, Atman-Brahman, Tao). Sein und Selbst sind als wesensgleicher Natur „entdeckt": Befreiung, Erlösung.

Dies ist der Weg der spirituellen Bewusstseinsentwicklung: Ausgang und Heimkehr, Herkunft und Heimat gehen in eins. Die via regia solcher Bewusstseinsentwicklung ist die ethische Lebensführung mit der Meditation: seine und der Welt Mitte als eine erfahren. Nicht exzeptionelle Ausnahmezustände des Bewusstseins mit Visionen, Auditionen, Ekstase sind das Ziel, sondern die Entfaltung eines umfassenden, eines holistischen Bewusstseins.

Meditation als Erfahrung der Mitte im individuumsüberschreitenden, trans-personalen Selbst: Beheimatung im Alleinen Sein. Das heißt ans andere Ufer gelangen (Buddhismus), in der Entwerdung die Gottheit erfahren (Meister Eckhart), in der Entselbstung (fana, Sufismus) eins werden mit dem unnennbaren Einen, in der Ich-Überschreitung sich dem verbindenden allgemeinsamen Einen überantworten (Vedanta, Atman-Brahman), sich dem Tao überantworten (Lao tse). Solche

Heimat – Ekstase

Meditation	Drogensucht
aktiv, geistige Arbeit	passiv
Selbststeuerung	Getriebensein
Disziplin	Abhängigkeit
Lebenshaltung, Lebensführung	Verfallensein
Zentrierung	Aussersichsein objektorientiert, abhängig
Ordnung, Integration	Desorganisation
Intensivierung Unabhängigkeit (detachment, autonomy)	mittelabhängige Erlebnisse Abhängigkeit (attachment, dependency)
Wachstum der Persönlichkeit zu holistischem Bewusstsein	Stillstand bis Involution, mittelabhängige temporäre Bewusstseinsveränderung
universale Verantwortung und Ethik	keine Verantwortung weder privat noch für Allgemeinheit

Tafel 8: Heimat – Ekstase

Psychopathologie gewährt einen Blick in die Werkstatt der Seele

Beheimatung ist Einkehr, nicht Ekstase. Sie kann sich im alltäglichen Leben vollziehen. Der Alltag mit seinen Belastungen bringt Prüfungen. Mit den Worten Rilkes: „Aber weil Hiersein viel ist, weil uns alles das Hiesige braucht..." (Neunte Elegie), „Das alles war Auftrag. Aber bewältigtest du's?" (Erste Elegie).

Der Mensch als unvollendeter, abgetrennter (der tiefe Sinn von duhkha im Buddhismus) ist unterwegs zur eigentlichen Heimkehr: homo viator auf das Eine zu, welches als transzendentes immanent ist im Tempel des Bewusstseins.

In der Gegenüberstellung von Heimat und Ekstase kann der Weg des Meditanden und der des Süchtigen skizziert werden (Tafel 8).

Normen und Leiden

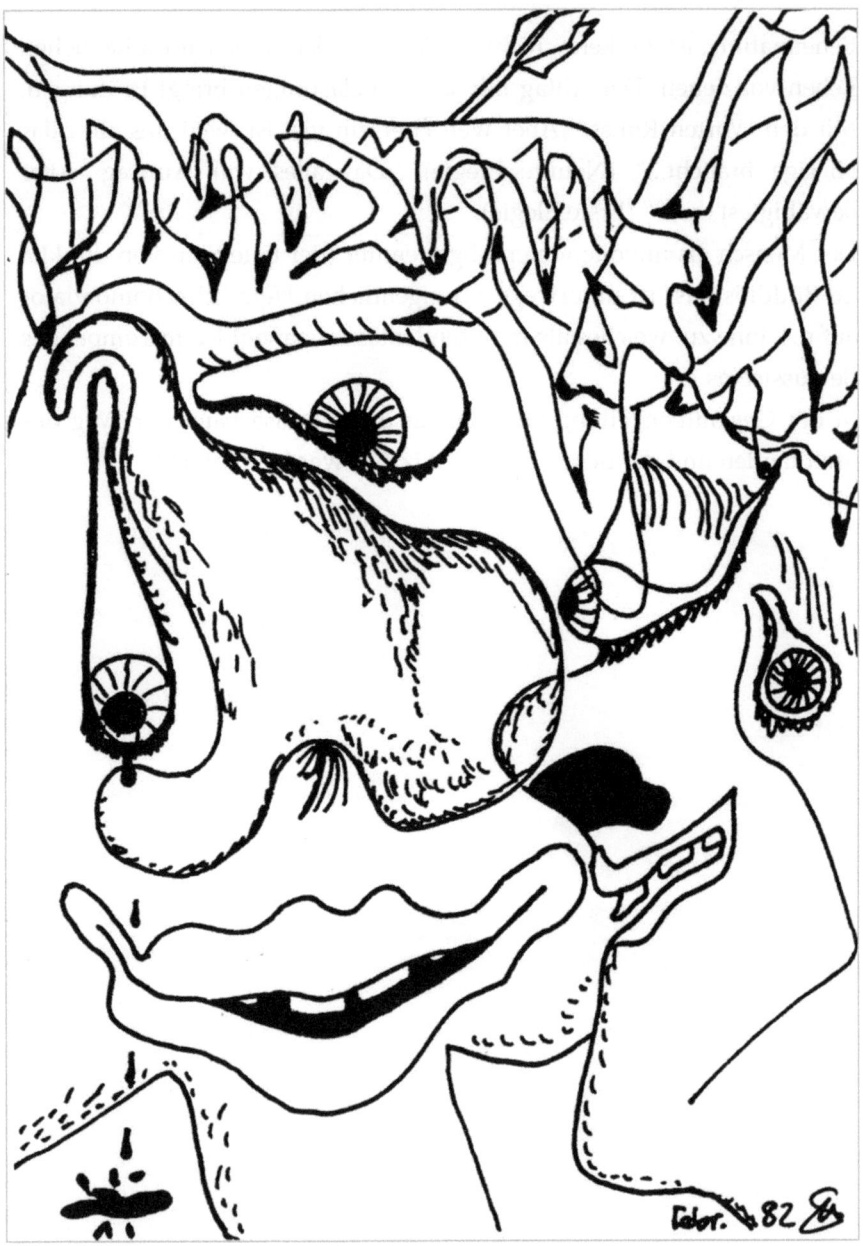

Normen und Leiden

Psychopathologie muss immer wieder gegen die Gleichsetzung von normal und gesund, von abnorm und krank ankämpfen. Sie lehrt den Normenbegriff zu differenzieren, besonders hinsichtlich der Unterscheidung von kollektiver, d.h. für eine Population, eine Kultur gültiger Durchschnittsnorm, individueller oder habitueller Durchschnittsnorm einer Persönlichkeit sowie den Wertnormen und der Idealnorm. Sie wird auf die Situations-, Kontextabhängigkeit normierten Verhaltens aufmerksam machen: Was unter welchen Umständen adäquat, in diesem Sinne „normal" sei, variiert sehr.

Normen und ein Schichtenmodell der Persönlichkeit

Normenurteile werden in Bezug auf Verhalten abgegeben; für das Erleben, besonders das Selbsterleben, gibt es keine solchen Richt-Maßstäbe. Verhalten, das sind «die deutlich herausgestellten Außenverhältnisse» im Sinne von Ideler (1838, 707). Damit ist das Thema der Schichtenperspektive eingebracht: was wird welchem Untersucher in welcher Situation sichtbar, zugänglich, beobachtbar (s. Tafel 9, S. 112).
Je nach den Motivationen bei einem Exploranden und je nach dem Anlass zur Untersuchung und der Art, wie der Untersucher vorgeht, wird Unterschiedliches sichtbar. Die gezeigte Außenseite (Persona i. S. von Maske) kann viel verdecken. Im Berufsbereich wird nicht das gleiche Verhalten manifest wie in anderen sozialen Kontexten. Das Privatissimum gar ist kaum beobachtbar: wie viel im der Selbstbeobachtung zugänglichen Innenbereich, wie viel im unreflektiert, gar unbewusst bleibenden Bereich abläuft. Jeder erfahrene Psychotherapeut weiß, wie sogenannte Borderline-Charaktere für viele Kontaktpersonen im Berufs- und Privatleben ungeahnte, verborgene Morbidität durchleiden.

Gerade diese Differenz von Schwäche und Gefährdung und, davon dissoziiert, einer u. U. erstaunlichen Funktionstüchtigkeit in manchen Lebensbereichen (Beruf, Sport), ist für die Psychopathologie zu bedenken. Wo, in welcher Schicht spielt sich Morbides ab; wie weit ist es in bestimmten Funktionsbereichen kontrolliert, beherrscht, eingedämmt – oder sogar als Quelle von Energie und Einfallsreichtum oder gerade durch die Spaltungsfähigkeit nützlich, produktiv, kreativ? Welche Kräfte aus welchen Quellen ermöglichen eine solche, partielle Funktionstüchtigkeit gewährende Dissoziation, doppelte Buchführung i. S. von E. Bleuler?

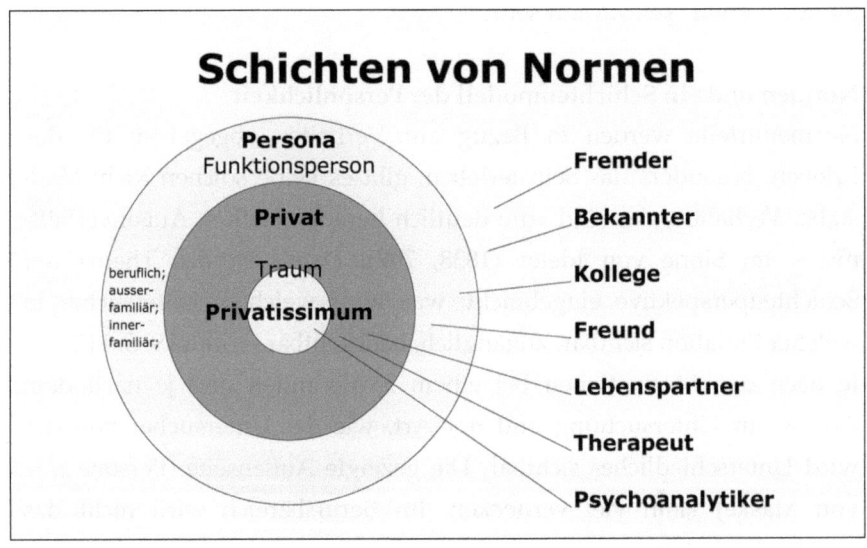

Tafel 9: Schichten von Normen

Gerade solche Beispiele induzieren eine gewisse skeptische Reserve gegenüber epidemiologischen Studien: standardisierte Selbst- oder Fremdratings erfassen das nicht. Sie zielen auf offenkundige oder zumindest eingestandene Pathologie.

Die persönliche und kulturelle Prägung von Normen-„Wissen"
Ein kurzer Blick auf die Entstehung des vermeintlichen Normenwissens wird uns vorsichtig stimmen gegenüber oft allzu raschen Feststellungen von Psychiatern oder auch Laien: „Das ist nicht normal, das ist doch pathologisch!" Das Normen-wissen wird nämlich in der frühen Sozialisation in der Familie erworben: Wie man sich verhält, wie man miteinander umgeht, wird dort gelernt zu einer Zeit, wo noch kein Vergleich mit außerfamiliären Normen möglich ist (im Kindergarten, in der Schule, in der Öffentlichkeit). So mag manchem Missbrauchsopfer erst spät die Ungeheuerlichkeit von Gewalt, Grenzüberschreitung, sexueller Ausbeutung überhaupt klar bewusst werden. Es gibt immer wieder Psychiater und Psychologen, die die Persönlichkeits- und Familiennormen, die sie im eigenen Entwicklungsprozess gelernt haben, für den Rest ihres Lebens als Richtschnur nehmen. Dabei wird kaum überlegt, wie solche Erfahrungen Psychopathologie-Urteile vorbereiten und beeinflussen. Zum Beispiel die Grenzziehung zwischen ordentlich und zwanghaft, gewissenhaft und skrupulant, ernsthaft und melancholisch, heiter, humorvoll, kontaktfähig gegenüber manisch, faul gegenüber apathisch, egoistisch und schlau, ausbeutend gegenüber kriminell.
Zu solcher Besinnung des Unterscheidens gehört auch die Beachtung, wie offiziell von einer Gesellschaft, einer Kultur akzeptierte Normen diktieren, was abnorm, deviant, pathologisch sei und damit Gegenstand der Medikalisierung, Psychiatrisierung werden soll, kann, darf.

Die Normalität des Leidens und die Medikalisierung von Unerwünschtem
Der historische Prozess der Medikalisierung von Abweichlern (s. Freidson 1970), der Monopolanspruch von Psychiatern und – mit ihnen im Kompetenzstreit – von Psychologen zum Psychologisieren, Psycho-

pathologisieren ungewöhnlicher, in diesem Sinne abnormer Verhaltensweisen ist keineswegs abgeschlossen. Immer mehr Lebensbereiche, Verhaltensweisen werden Gegenstand von Expertenofferten. Und immer mehr von der „Normalität des Leidens" (Eliade 1949), von duhkha, von den ailments (der Lebensbeschwer), den Nöten der Existenz wird zum Tummelfeld von Heilsanbietern. Dabei wird Beschwerdebewusstsein und Therapiewunsch geweckt (wie die Kauflust von der Reklame). „Normalität des Leidens", damit meint Eliade (1949): Das Leiden ist allgegenwärtig im Leben. Das ist ja auch der Inhalt der ersten heiligen Wahrheit des Buddha:

> Die Wahrheit vom Leiden: Geburt, Alter, Krankheit, Sterben, Sorge, Kummer, Schmerz, Trübsal, Verzweiflung, mit Unliebem vereint sein, von Liebem getrennt sein, nicht erlangen, was man begehrt – kurz die fünf Anhaftungsgruppen sind Leiden (Nyanatiloka 1978, 17).

Krishnamurti (1968) drückt es so aus:

> Womit wir uns eigentlich beschäftigen, ist das, was ist, unser eigenes Leben, nicht Abstraktionen, Ideale, die ohnehin sinnlos sind. Was ist unser Leben also? Vom Augenblick unserer Geburt bis zu unserem Tod ist unser Leben ein dauernder Kampf, ein ewiges Ringen, voll Einsamkeit, Angst und Verzweiflung, eine mühselige Routine der Langeweile und Wiederholung und ein vollkommener Mangel an Liebe, vorübergehend erhellt durch ein flüchtiges Vergnügen. Das ist unser Leben, unsere tägliche gequälte Existenz.

> Das Leben ist ernst, aber in diesem Ernst steckt ein großes Lachen, und nur das ernste Gemüt ist lebendig und kann die ungeheuren Probleme der Existenz lösen. Unser Leben, wie wir es täglich leben, ist eine Mühsal. Das kann niemand leugnen, und wir wissen nicht, wie wir es ändern können (126/7).

Wie viel an Leiden, Schmerz, Angst, Sorge, Verzicht, Konflikten in sich selbst und mit anderen zu einem Menschenleben gehören, das kann niemand sagen. Aber dass diese unabweisbare Elemente des Lebens sind, ist nicht zu bestreiten und nicht in optimistisch-hedonistischer Illusion zu verleugnen. Im besten Falle wird das achtsame Annehmen dieser Seiten des Lebens zu Besonnenheit und Reife beitragen.

Das Leiden schlechthin darf in der Psychiatrie nicht zum entscheidenden Krankheitskriterium gemacht werden (vgl. S. 133). Zwar sind viele Psychiatriepatienten gequält, geplagt, bedrückt, bekümmert, geängstigt. Aber nicht alle psychiatrischen Krankheiten gehen subjektiv mit Leiden einher (z.B. schwere Demenzen, Bewusstseinsstörungen, Manien).

Die Differenzierung des Leidens
Der Kranke mit Schizophrenie, Affekt-, Angst-, Zwangsstörungen leidet an sich selbst, an seinem eigenen Wesen. In der Depression ist es das Darniederliegen, der Verlust seines vitalen Schwunges, seines Gemüts und Denkvermögens. In der Schizophrenie ist das lebensnotwendige Vehikel des Ich in den elementaren Dimensionen von Vitalität, Aktivität, Konsistenz-Kohärenz, Demarkation, Identität gestört. Für viele Psychotiker ist der Verlust der Realität, der mitmenschlich gemeinsamen Welt, schmerzlich. Bei anderen Patienten, auch dementen, sind die kognitiven und affektiven Funktionen beeinträchtigt oder verloren, diese Instrumente zum Bestehen der Lebensaufgaben.

Durch das vom Selbsterleben bestimmte Verhalten kann der psychotische Mensch vielfach anderen (vor allem Familienmitgliedern) Leid verursachen, direkt z.B. durch Misstrauen, Missmut, Aggression, indirekt durch Sorge und Mitleid, die er auslöst. Der Charakteropath (früher Psychopath, heute Persönlichkeitsgestörte) leidet vielfach an sich selbst (depressive, selbstunsichere, unreife, zwanghafte, ängstliche Menschen) oder schafft anderen Not und Kummer (im Extrem ohne eigene Möglichkeit zum Leiden und Mitleid bei der asozialen Persönlichkeitsstörung). Selbstsucht, Egozentrizität, Egoismus ohne Achtung, Respekt, Rücksichtnahme gegenüber anderen, ohne die Fähigkeit zu Sympathie (compassion), sozialem Taktgefühl, Empathie verursacht anderen, vor allem Abhängigen inner- und außerhalb der Familie, viel Leid. Die Liebesunfähigkeit des selbstsüchtig-grandiosen Ausbeuters (sog. narzisstische Persönlichkeitsstörung), seine Herabsetzung und Entwertung anderer können diese sehr schmerzlich treffen. Menschen mit einer sog. Borderline-Persönlichkeits-Störung sind nicht nur emotional instabil, sondern ihr Ich-Selbst-Gefühl ist schwankend – und sie pendeln oft rasch zwischen Anklammern und Wegstoßen, Symbiose

Leiden / Suffering / Duhkha

Der Psychotiker	leidet am Eigenen, an sich selbst am Darniederliegen seiner Aktivität, seines Gemütes (Depression) am Zerbrechen seines Ich, an seinem Realitätsverlust an den «Werkzeugen» zur Weltbewältigung (kognitiv-affektiv) sekundär können andere durch ihn oder an ihm leiden (Betroffenheit, Mitleid)
Der Charakteropath	leidet u.U. an seinem eigenen Wesen und macht andere leiden, er agiert seine Morbidität (Persönlichkeitsstörung, bes. narzisstische, Borderline, hysterische Persönlichkeit, antisoziale, dissoziale Persönlichkeit) an anderen aus; durch Selbstsucht, Egoismus, Egozentrizität, Possessivität, Haften, Saugen, Mangel an Achtung, Respekt, Rücksichtnahme Mangel an Empathie, sozialem Taktgefühl, Sympathie Manipulation, Agieren Liebesunfähigkeit: Klammern / Abstossen, Symbiose / Aggression, Idealisierung / Entwertung er leidet sekundär durch narzisstische Kränkung, Frustration, Isolation
Der entwickelte Mensch	wahres Selbst, befreit von den Verhaftungen am Ich und an der Welt leidet nicht am eigenen Leben, sondern in Mitleid (Compassion) mit der Kreatur; Bodhisattva, Christus

Tafel 10: Leiden / Suffering / Duhkha

und Aggression, Idealisierung und Entwertung hin und her – diese Menschen leiden an sich selbst und induzieren bei anderen Leid. Histrionische Charaktere fallen durch Manipulation, Agieren, Dramatisieren, Appellieren anderen zur Last, die sich zurückziehen oder dagegen wehren – mit der Folge von Selbstisolation und Enttäuschung, Verlassenheits- und Versagensgefühlen.

Der übermäßig kränkbare Mensch wird sich immer wieder beleidigt fühlen, in das Selbstmitleid des ins Unrecht Gesetzten, des Verletzten, des Unverstandenen fallen. Der reife Mensch wird auch in einer weit entwickelten, d.h. ich-relativierenden Selbst-Kultur von Achtsamkeit, Besonnenheit, Selbstbescheidenheit, Güte, Barmherzigkeit, Gelassenheit,

Das Elend der Welt

Sensibler Mensch	**Insensibler Mensch**
1. Trauer, Schmerz, Betroffenheit Teilnahme, ev. Aktives Hilfswirken selbstbescheiden	ohne Empathie ohne Sympathie gleichgültig
2. Depression Hilflosigkeit, Ohnmacht, Resignation Sinnlosigkeit Generalisierung zu «nur schlecht», hoffnungslos Einkapselung (Egozentrismus, Selbstmitleid)	kulturell akzeptiert Missbraucher rücksichtsloser Ausbeuter
3. Manische Abwehr global, total «nur positiv, Liebe, Aufbau ...» unrealistisch bezügl. Selbst und Welt Selbstüberschätzung, Wahn	antisoziale Persönlichkeit
Andere Abwehrformen: Rückzug in Privat-Idylle Weltvermeidung Weltflucht Fanatismus bestimmter Ideologien (religiös, weltlich, politisch) Steigerung zu Kampf-Paranoia	

Tafel 11: Das Elend der Welt

nicht leidfrei sein: keine Apathie, keine Teilnahmslosigkeit, keine Gleichgültigkeit. Wer sich selbst am „Überselbst" orientiert im Lebensgang der spirituellen Entwicklung (Scharfetter 1997a), wer sich von der Sehnsucht nach Erlösung befreit, der wird nicht (mehr) am eigenen Leben leiden, sondern mitleiden im Erbarmen (compassion, sympatheia) mit aller Kreatur (wie die Leitbildgestalten des Bodhisattva, wie Christus) und hilfreich beistehen. Reife heißt nicht Leidensfreiheit, sondern Kraft zum Bestehen, zum Festbleiben im Leid, und zum Helfen. Etwas schematisch – aus didaktischen Gründen – können die Antworten auf das Elend der Welt so dargestellt werden (s. Tafel 11):

Wer überhaupt berührbar ist, betroffen sein kann, dem wird diese Erfahrung zur Reifung in der Selbstrelativierung und Teilnahmsfähigkeit beitragen. Andere werden überwältigt sein und in eine Depression geraten oder aus Gründen, die wir nicht kennen, eine manische Abwehr manifestieren. Menschen mit geringer Sensibilität gelten in der aggressiv-ausbeuterischen Kultur der Wirtschaftswelt als „gesund", robust, flexibel. Sogar rücksichtslose Ausbeuter und Missbraucher (z.B. im ökologischen Bereich) finden in dieser Kultur noch Anerkennung als „tüchtig". Erst hohe Grade egoistischer Rücksichtslosigkeit mit unverborgenem und kulturell nicht akzeptiertem Missbrauch anderer Wesen erhalten die Etikette „antisoziale Persönlichkeit".

Leidfreiheit – ein illusionäres Ziel

Die Verleugnung der „Normalität des Leidens" in der euroamerikanischen Kultur gilt auch für die implizierte Normsetzung im Gesundheitsbegriff der Weltgesundheitsorganisation. „Optimales Wohlbefinden im körperlichen, psychischen, sozialen und ökonomischen Lebensbereich" ist ein Paradiesestraum, nicht die Realität des Lebens. Ein solcher Gesundheitsbegriff von Leidfreiheit ist eine gesellschaftlich gesetzte Ideal-Norm, die entsprechende Erwartung, Anspruchshaltung weckt. Das überbordende und ökonomisch so kostspielige Gesundheitssystem der reichen Länder resultiert aus solcher Kollektivillusion, Wohlsein, Gesundheit, Jugendlichkeit bis ins Alter, Glück durch entsprechende Techniken schaffen zu können.

Viele Mediziner (man kann sie kaum Ärzte nennen) und die pharmazeutische Industrie sind eilfertig dienstbar, möglichst jeden Wunsch nach Körperveränderungen, Fruchtbarkeit, Kindern (womöglich eines bestimmten Geschlechts), nach neuen Organen (sogar des konträren Geschlechts), nach Freude, Glück, Beziehungsgelingen zu erfüllen. Dies technisch zu erreichen, rechtfertigt in ihrer Sicht jede Manipulation am Lebendigen, jedes Opfer an Tieren.

Dabei werden andere Ziele versäumt, die doch unausweichlich herankommen: Annehmen und Loslassen, nicht nur Einzelereignisse und Wünsche, sondern das Lebensgeschehen insgesamt. Mit Schmerz und Verlust, Mangel und Krankheit dennoch dem Leben Sinn geben zu können, den unaufhörlichen Wandel von Kommen und Gehen zulassen zu können, sterben zu lernen, den Tod nicht als Feind des Lebens, sondern als seinen Abschluss, als Heimgang ins Allgemeinsame, aus dem wir als Individuen kommen, anzunehmen. Darum heißt es im Motto des Tibetanischen Totenbuchs (1960):

Lerne zu sterben und du wirst lernen zu leben. Denn niemand wird lernen zu leben, der nicht gelernt hat zu sterben.

Ethik-Normen

Zu den Wertnormen gehören die Ethik-Normen. Auch diese Wertnormen, was gut, was böse, was unter welchen Umständen erlaubt, toleriert, verpönt sei, sind nicht universal und sind nicht stabil. Ihre religiös-konfessionellen, dogmatischen und philosophischen rationalen

Begründungen bestehen nicht ausreichend fest, um wirklich das Verhalten von Individuen, von gesellschaftlichen, kulturellen Gruppen, gar der Menschheit zu lenken. Denn schon das Ziel, was gut sei, kann nicht zwingend universale Gültigkeit beanspruchen; schon gar nicht bei Berücksichtigung der vielfältigen situativen Sonderbedingungen.
Dennoch braucht die Menschheit, besonders im Zeitalter der globalisierenden Vernetzung, eine normative substantielle Ethik, die mindestens weithin akzeptierte Kriterien der Beurteilung und der Ansprüche, ja Forderungen an das Verhalten vorgibt. Eine solche wertnormative Ethik ist aber nicht zwingend vorschreib-, gar begründbar, weder von den Religionen (die ja verschiedene Ethiken entwickelten, dazu gehört auch die ökologische Ethik der New-Age-Bewegung), noch von den Philosophien mit ihrer Metaethik, die mit Begründungsargumentation, moralischer Epistemologie, gar Ontologie ein akademisches Lehrfach ist, aber nicht in praxi den konkreten sozio-politischen und individuell lebensbestimmenden Verhaltensnormen zu Geltungsrecht verhelfen kann.
Man könnte heute Lao-tse (1961) paraphrasieren: Wo Recht-Tun und Anstand, Moral und Ethik verloren gegangen sind, wo die pluralistische, sogenannte postmoderne Kultur eine Unverbindlichkeit der Werte austrägt, da entstehen akademische Posten für Ethik und eine Fülle von Schriftstellerei. Aber: Lügen und Morden gehen weiter, die Korruption, der Familienzerfall, die Suchtwelle. Und auch alle die Akte der Destruktivität gegenüber der Erde, gegenüber ihren Lebewesen, Wild-, Nutz-, Haustieren, in den Essgewohnheiten, aber auch in Forschungslabors und bei Tier- und Pflanzen"liebhabern" nehmen kein Ende. Verzichten ist keine ethische Norm unserer Kultur, sie wird von manchen gar pathologisiert als Masochismus.
Es ist deutlich: wir kommen nicht um das lebensleitende und im Alltag

durchgehaltene Bekenntnis des Einzelnen zu allgemein verbindlichen Normen von Moral und Ethik herum. Die zumindest für bestimmte Kulturen und Zeiträume beispielhaft vorgelebte Ethik kann die mitnehmende Breitenwirkung einer auch wandelbaren und vergänglichen Tradition entfalten. Diese Grundregeln sind schlicht die goldene Regel: „Tue niemand an, was du selbst nicht erleiden möchtest". Halte dein Ich nicht für zu wichtig und groß, ordne es in einen größeren gesellschaftlichen, kulturellen, weltanschaulichen, biologischen und geistigen, präsentischen und longitudinalen Zusammenhang ein. Aus einem solchen Blick auf den Gipfel des Berges, auf den Horizont einer Idee des All-Einen in konkreter verpflichtender Verantwortlichkeit, sensibel überprüft vom non-egoistischen Gewissen, lebe Ethik und Moral im transparenten Alltag vor, gib deine Motive wie geistiges Brot denen kund, die danach fragen, flüchte dich nicht in prophetenhafte Postulate, Predigen von Doktrinen und ihren Geboten und Verboten oder zweifelhafte rationale Argumente. Was die vier erhabenen Einstellungen des Buddha (*Brahma vihara*) von Güte und Toleranz (*metta*), Mitleiden (*karuna*) und Mitfreude (*mudita*), Gelassenheit (*uppekha*) zur Geisteskultur, die auch eine Gemüts-und Gefühlskultur ist, beitragen, zeigen einzelne beispielhafte Gestalten des homo religiosus in jeder Religion, so verschieden ihre konfessionelle Doktrin auch sein mag. Da treffen sich taoistische, konfuzianische, buddhistische, jüdische, christliche, islamische Ethiken zu schlichten, durchdachten, besonnenen, „warmen" Lebens-Vorbildern. Aus erfahrenen Vorbildern wird auch am ehesten eine Ethik-Pädagogik, -Anthropagogik wirksam.

Zur ethischen Reflexion gehört außer der Aufmerksamkeit auf die situative Relativität, die jeweils eine wache Gewissens-Instanz für die Anleitung zum rechten Handeln braucht, auch die nüchterne realistische Einsicht in die zwischenmenschliche und durch Trieb und Gier nach

Lust, Macht, Geld, Ansehen, aber auch durch Mitleid aktualisierte Verführung zu für andere Lebewesen schädlichem, gar todbringendem Verhalten. Das Leben des Einzelnen ist immer in irgendeiner Art tödlich für andere Lebewesen. Mit dieser unausweichlichen Schuld haben wir zu leben, ja mehr: dieses Schuldbewusstsein macht uns bescheiden und sensibel.

Das Negativvorbild der Autorität in Friedenszeiten und noch mehr im Krieg kann dem Einzelnen die Zivilcourage zu persönlich verantwortlichem Verhalten lähmen. Machthungrige, korrupte, verlogene, ideologisch verrannte Staatsführer, oft rhetorisch und demagogisch begabt, als Populisten die begehrlichen, intoleranten, expulsiven Tendenzen des Volkes für ihre Ziele zu missbrauchen, die sich pathetisch auf Gott, auf Ehre und Würde berufen, zeigen nüchtern, wie armselig es um gelebtes, im Leben durchgehaltenes Recht-Tun bestellt ist. Dagegen hilft keine Religion, Philosophie, kein Appell, kein Protest aus moralischer Entrüstung.

Letztlich braucht es für den Einzelnen Mut und Kraft, Dienmut, Selbstbescheidung, eine ausgewogene rationale und emotional-affektive Achtsamkeit (Sophrosyne), um in den jeweils angetroffenen Lebenssituationen sein Verhalten in seinem Sinn moralisch-ethisch korrekt zu führen. Dazu kann eine philosophische Metaethik ebenso wie eine differenzierte angewandte Fachgebiets-Ethik nützliche Orientierungshilfen gewähren.

Es wird immer weiter Schwierigkeiten und Gefährdungen für Abweichungen in diesen Spezialethiken geben. Die Medizinethik muss sich vertiefend diversifizieren: z.B. stellen sich der Ethik der Geburtshelferin oder des Neonatologen in Abstimmung mit der des Genetikers viele andere Aufgaben als der eines Geriaters oder eines Onkologen, welche sich auf die Begleitung unheilbar dem Verfall entgegen gehender

Menschen, also auch auf die Fragen von Sterbebegleitung und Sterbehilfe einzulassen haben. Die Spezialethik der Psychiatrie steht in der Psychogeriatrie vor vergleichbaren Problemen. Was in voller verantwortlicher Schwere und Güte einem Tier gewährt werden darf, der Gnadentod, ist einem Menschen verwehrt. Nicht weil der Todgeweihte, der Sterbewillige es nicht verdiente, sondern weil der Mensch allgemein, die Experten, der Staat, die Politik moralisch-ethisch zu schwach sind, um solche Entscheidungsmacht zu tragen. Die Entgleisungen dieser Macht, über Lebensanspruch, Lebensrecht und Hilfe dabei zu entscheiden, sind durch die Geschichte der Menschheit belegt, mit einem grauenhaften Gipfel im nationalsozialistischen Deutschland im 20. Jahrhundert. Die selbstgerechte akademische Verstiegenheit von Jurist und Psychiater ist in der Schrift „Die Freigabe der Vernichtung lebensunwerten Lebens" von Binding und Hoche (1920) makaber manifest. Die Verführbarkeit der Medizin einschließlich der Psychiater durch Politik, Rassenreinhaltungsideologie, Macht, Forscherehrgeiz ist in dieser düsteren Zeit von Hitlers „Gnadentodaktion" und im politischen Missbrauch der Psychiatrie, z.B. in der Sowjetunion, deutlich geworden.

Die ethischen Fragen um die Rechtfertigung einer Krankheitsdiagnose, einer bewahrenden oder therapeutisch gemeinten „Freiheits"einschränkung durch Hospitalisation, bei Selbst- oder Fremdgefährdung, einer Therapie gegen den Widerstand des „uneinsichtigen" (in der Perspektive der anderen!) Patienten, die Entmündigung und die forensischen Fragen zu Schuld- und Straffähigkeit sind stets gegenwärtig zu reflektieren, nie abschließend festzulegen. Die Gewissensskrupel angesichts von Suizidanten, in diesem Fall von schizophrenen, hat Eugen Bleuler 1911a (394) ausgesprochen:

„Das unangenehmste aller Symptome bei Schizophrenie ist der Selbstmordtrieb. Ich führe das deswegen an, um einmal deutlich zu sagen, dass die jetzige Gesellschaftsordnung in dieser Richtung vom Psychiater eine große und ganz unangebrachte Grausamkeit verlangt. Man zwingt Leute, denen aus guten Gründen das Leben verleidet ist, weiter zu leben; das ist schon schlimm genug. Aber ganz schlimm ist es, wenn man diesen Kranken mit allen Mitteln das Leben noch unerträglicher macht, indem man sie einer peinlichen Bewachung unterwirft. Der größte Teil unserer ärgsten Zwangsmaßregeln wäre unnötig, wenn wir nicht verpflichtet wären, den Kranken ein Leben zu erhalten, das für sie und andere nur negativen Wert hat. Und wenn es noch etwas nützte! Ich bin aber mit Savage überzeugt, dass bei der Schizophrenie gerade durch die Bewachung der Selbstmordtrieb geweckt, gesteigert und unterhalten wird. Nur ausnahmsweise würde sich einer unserer Kranken das Leben nehmen, wenn wir ihn gewähren ließen. Und wenn es auch ein paar mehr sein sollten, die zugrunde gehen – ist es recht, wegen dieses Resultates hunderte von Kranken zu quälen und ihre Krankheit zu verschlimmern? Vorläufig stehen wir Psychiater unter der traurigen Pflicht, grausamen Anschauungen unserer Gesellschaft zu folgen; aber wir haben auch die Pflicht, unser Möglichstes zu tun, dass diese Anschauungen sich bald ändern."

All die möglichen Kontroversen um die Einstellung der Gesellschaft zum Suizid zwischen Respekt und Verantwortung vor dem Suizidanten einerseits, Forderungen normativer Ethik nach Schutz jeden Lebens und Behandlung anderseits sind da angesprochen. Gewiss gibt es seither einige Behandlungsmöglichkeiten mehr. Aber die Thematik ist damit nicht vom Tisch: was ist ein „Freitod"? Welches realitätsferne Ideal von Freiheit und Autonomie in gesunden und kranken Menschen ist da implizit? Die Pathologisierung jeder oder der meisten Suizidhandlungen kann als Rechtfertigung für antisuizidales Eingreifen ge-, aber auch missbraucht werden. Das Nichteingreifen bei erkennbarer drohender Suizidalität kann, wie manche Antipsychiater zeigen, sehr weltfremd, ideologisch verbohrt, grausam sein. Den rechten Pfad zwischen den Extrempositionen zu finden, ist Aufgabe reflexiv durchleuchteter Ethik. Grundsätzlich ähnlich ist die Thematik der Sterbehilfe – es drohen die Gefahren von Grandiosität (ich kann, darf, muss zum Gnadentod verhelfen) oder überängstlicher und damit indirekt grausamer Lebensverlängerung um jeden Preis, wie es unter dem Deckmantel eines prinzipiellen Imperativs geschehen kann. Das alte Prinzip der Medizin: „Primum nil nocere" kann man verschieden auslegen zwischen „Leben um jeden Preis" und einem verantwortungsvollen und liebevollen Beistand, in die Leidlosigkeit des Todes zu gelangen. Der Mensch darf verantwortlichen Entscheidungen nie durch Überantwortung an Prinzipien, Doktrinen, Ge- und Verbote, Machthaber ausweichen. Aber Prinzipien als Leitlinien, Wegweiser für das Suchen nach situationsangepassten Lösungen sind doch unumgänglich; sie sollen der unverbindlichen Beliebigkeit wehren, in welche sich leicht Verantwortungslosigkeit, Selbstsucht, Eigennutz einschleichen.

Ehrlichkeit, Echtheit des Selbstseins, Mut zum Eigenen zu stehen, auf die Fassade des Angepassten, des Selbstgerechten, des Rechtschaffenen, des Sich-Aufopfernden, des „Ehrenmannes", des Würdeträgers zu verzichten, das sind Voraussetzungen, in den unausweichlichen Dilemmata ethischen Handelns seinen Entscheidungsweg zu finden. Die selbstrelativierende Position im Kosmos, im Verband des Lebendigen, in dem Strom der Metamorphosen des Lebendigen, im Kommen und Gehen, im Nicht-Festhalten-Können von Besitz und „materialen" Ethikwerten (Gesundheit, Jugend, Kraft, Erfolg, Entwicklung) wird nonegoistisches Gut-Tun für alle Lebewesen zu entwickeln erlauben: eine Kultur rücksichtsvoll bedachten Umgangs mit dem Leben und seiner

Grundlage auf der Erde überhaupt. Dazu gehört auch *eine Kultur des Verzichts*, von *bereichernder* (statt entbehrender) Askese, und des Gegenwärtighabens der Geschwisterschaft aller Wesen (nüchterner ausgedrückt in der technischen Sprache systemischer Interdependenz, romantischer in der hermetisch-esoterischen makro-mikrokosmischen Korrespondenz).

Die Wurzeln ethischen Fehlverhaltens im Egoismus, in der Selbstsucht, dem Begehren, Haben-Wollen, in den Trieben nach Lust, Macht, Ruhm, dem Festhalten am eigenen vermeintlichen Wissen, an ideologischen Überzeugungen wissenschaftlicher („ich weiß"), religiöser (Orthodoxie), rational-technischer Art sind aufzuzeigen. Die Setzung von Werten wie Würde des Menschen impliziert die anthropozentrische Grausamkeit, anderen Lebewesen diesen Wert abzusprechen. Unter der scheinbar alles rechtfertigenden Parole, dem Vorteil des Menschen als jedenfalls im Irdischen höchsten Wertträger zu dienen, ihm besser helfen zu können, geschieht eine erbarmungslose Ausbeutung der nicht-menschlichen Lebewesen. Wozu helfen? Möglichst alle Wünsche zu erfüllen nach Jugend, Schönheit, Glück, Fruchtbarkeit, langem leidfreien Leben. Ist da die Zielsetzung der Medizin nicht pervertiert: Hekatomben von Tieren werden dafür geopfert, gar genetisch manipuliert. Wer pflegt eine Kultur des abschiedlichen Lebens, eine Wertwelt des Verzichtens statt des Erreichen-Wollens? Wer kultiviert eine ars moriendi ohne Versprechungen von paradiesischem Nachtod oder besserer Wiedergeburt? Der argumentative Rückgriff auf die Würde des Menschen geht wohl auf die gottähnliche Sonderstellung des Menschen in der Bibel zurück. Es ist also eine Selbstattribution des Homo. Solche supernaturale Würde erscheint unangreifbar, verwehrt die Frage, wer mit welcher Autorität an einem Objekt aufgrund welcher Kriterien Würde ermessen dürfe. In der kulturellen Desakralisierung der Wesen wird Würde als Prinzip zu einer Leerformel. Die zu dieser Säkularisation gehörenden Fragen, ob einem Wesen an sich Würde zukommt oder ob Würde im Leben verdient, in „unwürdigem" Verhalten verloren werden kann, sind besonders im Blick auf unmündige Menschen (vor und nach der Geburt, Krankheiten wie Demenz, Bewusstseinsverlust, Umdämmerung beim Sterben) gefährlich. Wer darf wem in welcher Situation Würde zu- oder absprechen? Wer darf sich erlauben, Würde nur für den Menschen gelten zu lassen, andere Lebewesen auszuschließen? Die Heiligkeit der Erde und ihrer Lebewesen ist keine „objektive" Eigenschaft. Sondern es ist die Einstellung, Haltung, die Wertsetzung achtungsvoller Menschen, denen etwas als heilig gilt. Sterben und Tod werden auch als potentiell würdevoller Teil des ganzen Lebens geachtet. Zu einem würdevollen Leben gehört auch ein würdiger Tod. Das heißt jedenfalls, bei aller Schwierigkeit, deskriptive Kriterien dafür anzugeben, dass Verfall und Tod nicht nur gerade wie ein Feind bekämpft werden. Die Würde des Lebens schließt Tod, ja Tötung nicht grundsätzlich aus: Es gibt einen achtungsvollen Gnadentod und es gibt Tötung aus Respekt vor dem Anspruch anderen Lebens (Überleben, zur Nahrung, zum Schutz). Aber die utilitaristischen Argumentationen sind gefährlich wegen der Verführung von Macht und Eigeninteressen. Die Problematik der Euthanasie als Hilfe zu einem guten Sterben liegt in der Schwäche der Menschen. Wie authentisch, konsistent und entschieden kann ein Mensch seine Bereitschaft zu sterben kundgeben, gar noch selbst umsetzen? Wer darf im Falle von Unmündigkeit legitim das Recht solcher Entscheidungen übernehmen? Ist der Mensch nicht überfordert, der sich selbst solche Kompetenz zuschreibt oder von anderen übergeben lässt? Gilt das nicht auch für das Verhindern vom Tod bei Sterbewilligen? Wer beurteilt deren Autonomie? Wer darf über wen so viel Macht ausüben? Jurist und Psychiater, Kommissionen sind vom herrschenden Zeitgeist determiniert. Wer hat ein Recht worauf: der Mensch auf den eigenen Leib, die Schwangere auf ihren Bauch, ihre Leibesfrucht, die Eltern auf ihr Kind? Geht die Gesellschaft vor gegenüber den Individuen? Welche Erwartungen anderer, im Falle von Krankheit und Alter „zu gehen", üben einen Erwartungsdruck aus, werden gar internalisiert zu einer Pflicht zur „Selbstentsorgung" – bei der zunehmenden Überalterung der Bevölkerung der westlichen Zivilisation und den wachsenden Soziallasten auf einer schmaler werdenden jüngeren Generation ein bedrängendes Thema. Das sollte aber nicht zu einer Tabuisierung der Fragen führen, ob in aller Achtung vor der Autonomie des Individuums (ein hoher Wert der okzidentalen Kultur) diesem als Abschluss eines verantwortlich und selbständig geführten Lebens nicht auch zugestanden werden sollte, die Vorzeichen seines Lebensendes ernst zu nehmen und – wie die Mönche im Jainismus – dann die bewusste Annahme dieses terminalen Prozesses als Vollendung des Lebens zu leisten, im hilfreichen Beisein seiner Gefährten.

Die falsche Pathologisierung des Nonkonformen und des Bösen
Noch immer finden wir die dumme Arroganz vermeintlicher Psycho-Experten, anders denkende und handelnde Menschen, die nach anderen Werten und Zielen leben, zu pathologisieren. Die Psychopathologisierung historischer Größen findet in den Etikettierungen an Jesus einen grotesken Höhepunkt. Nietzsche (Der Antichrist, 1895) hatte schon von einer „verabscheuungswürdigen psychologischen Leichtfertigkeit" (29) solcher Deutungen der Symbolgestalt Jesu gesprochen. Jesus, „jene Instinkt und Leidenschaft gewordene Rechtschaffenheit" (36), habe gezeigt, „wie man zu leben hat" (35). Albert Schweizer (1913) hat „Die psychiatrische Beurteilung Jesu" kritisch und klar ablehnend dargestellt

(s. Scharfetter 1975a): krankhafte Ich-Erhöhung, Selbst-Erhöhung, Umnachtung des Geistes, wahnkrank, Paranoia, Verfolgungs- und Größenwahn, Paralyse, Epilepsie, hysterisch, nervenleidend, gehirnkrank, hebephrene Jugendkrise – das sind einige der Etiketten, die Jesus attribuiert wurden. Man sieht daran die Suggestivkraft von Termini – und sollte einen respektvoll-vorsichtigen Umgang mit ihnen lernen und lehren.

Die Pathologisierung von Non-Konformen in der Politik manifestiert sich in der Psychiatrisierung politischer Dissidenten. Tyrannische Machthaber, die großen Vernichter von Völkern, erhalten eilfertig Diagnosen, von Hitler und Stalin bis Saddham Hussein. Es scheint entlastend für das Selbstbild des Menschen, solche grausamen Mächtigen als pathologisch, als Träger von Krankheiten zu deuten; als ob es zu bedrohlich wäre, zuzugeben, dass solche Menschen ein allgemein menschliches Negativpotential manifestieren, das bei geeigneten soziopolitischen Umständen aktualisiert wird. Das Erschreckende ist ja, dass solche Destruktivität im Menschen unter bestimmten sozial-historischen Bedingungen aktualisierbar ist und ganze Völker in blindem Hass und Zerstörungswut rasen lässt (s. Sanford and Comstock 1971). Früher hat man das dem Satan zugeschrieben, heute einem Morbus. Heute erscheint das narzisstische, egozentrische, dissoziale Ego als Nachfolger des Antichrist.

Wie brüchig, zerschlissen und daher die Morbidität durchscheinen lassend das Mäntelchen dieser urteilenden Normenbürger in ihren politischen oder akademischen Machtpositionen ist, danach soll möglichst nicht gefragt werden. Das wird als „menschlich" verharmlost und soll damit folgenlos toleriert werden.

Die naiv überhebliche eurozentrische Sicht von Ethnologen und Reisenden auf den Schamanismus führte zu ähnlichen Missbräuchen:

von der Hysterie bis zur Schizophrenie reicht das Spektrum der Diagnosen, die diesen wichtigen und achtbaren Funktionsträgern zugeschrieben wurden. Wie eine Gegenbewegung mutet manche Idealisierung von Schamanen und die Umdeutung von psychotischen Krisen als „eigentlich" spirituellen Krisen an, wie sie im New-Age und in der ihr zugehörigen transpersonalen Psychologie verbreitet werden (s. dazu Scharfetter 1995a,b, 1997b).

Die Epoche der Pathographien ging wohl noch im ersten Drittel des 20. Jahrhunderts stark zurück (s. Lange-Eichbaum, Kurth 1967). Aber die oft respektlose und naive Überheblichkeit solcher Etikettierungen ist nicht ganz erloschen. Der Psychoanalytiker Franz Alexander (1949) stand ganz im Banne von Freuds Pathologisierung der Religion als Neurose: er sprach mit Blick auf den Buddha und Samadhi (mentale Absorption in der Meditation) von „schizophrenic regression and catatonic attack". Die Interpretation der Mystik als Psychoseäquivalent, als Abwehr (mystical defense), als Regression in den primären Narzissmus und den Primärprozess, als Spaltung (Dissoziation), als Adaptationsversuch in inneren oder äußeren (sozialen, politischen) schwierigen Umbruchszeiten gehört hierher.

Auch dieser Missbrauch hat sein Gegenstück in einer Inflation positiv besetzter Attributionen an Mystik und Spiritualität mit einer vagen und sehr weiten Begrifflichkeit in New-Age Kreisen (s. S. 63). In einem renommierten US-amerikanischen Lehrbuch wird der Eremit als Beispiel für Schizoidie genannt. Es ist deutlich: das Normenbild der Persönlichkeit ist repräsentiert im Selbstbild dieser Autoren als wohl adaptierte urbanisierte Bürger von New York mit akademischer Ausbildung. Das ist ihre eigene Basis, von Borderline, Schizoidie, Schizotypie u. a. zu schreiben. Die Gegenkultur ist am westlichen Rand Nordamerikas (Kalifornien) situiert.

Kultureller Relativismus vs. Universalismus

Menschengemeinsame, universelle Normen kontrastieren mit kulturvarianten Verhaltens- und Wertnormen. Menschenrechte, Moral und Ethik, so wertvoll sie sein mögen, sind bis heute keine von der Menschheit im Ganzen akzeptierten Wertnormen. Selbst wo sie offensichtlich angenommen und auf die Fahne geschrieben sind, wirkt das Alltagsverhalten von Macht, Ausbeutung, Lüge oft wie ein Hohn auf diese Werte. Kultureller Pluralismus bedeutet immer auch Wertepluralismus. Dieser bereitet den Zerfall der Werte vor, weil Werte nicht mehr eindeutig Erleben und Verhalten bestimmen, nicht mehr verbindlich sind.

Im Blick auf Kulturen anderer Art als die Weltherrschaft anstrebende euro-amerikanische, westliche Zivilisation, die auch die heute gängige Medizin, Psychiatrie hervorbrachte, hat der Psychopathologe den naiven Universalismus im Sinne kulturübergreifender Gültigkeit der Medizin- und Psychiatriesubkultur der industrialisierten Welt ebenso zu meiden wie einen extremen Kulturrelativismus. Die Kultur liefert Modelle zur Deutung, zur Interpretation, Explanation, zu Kausalattribution von psychopathologischen Manifestationen (z.B. Hirnpathologie gegen Magie). Dabei können kulturelle Gegebenheiten pathoplastisch sein (z.B. der Grad der Internalisierung, Reflexion, Verbalisation) oder auch pathogen (Überforderung, Traumen u. ä.).

Nach diesen Problematisierungen der Normen mag als Memo gelten:

Misstrauen Sie der Normalität,
am meisten der eigenen.

Kranksein und Krankheit

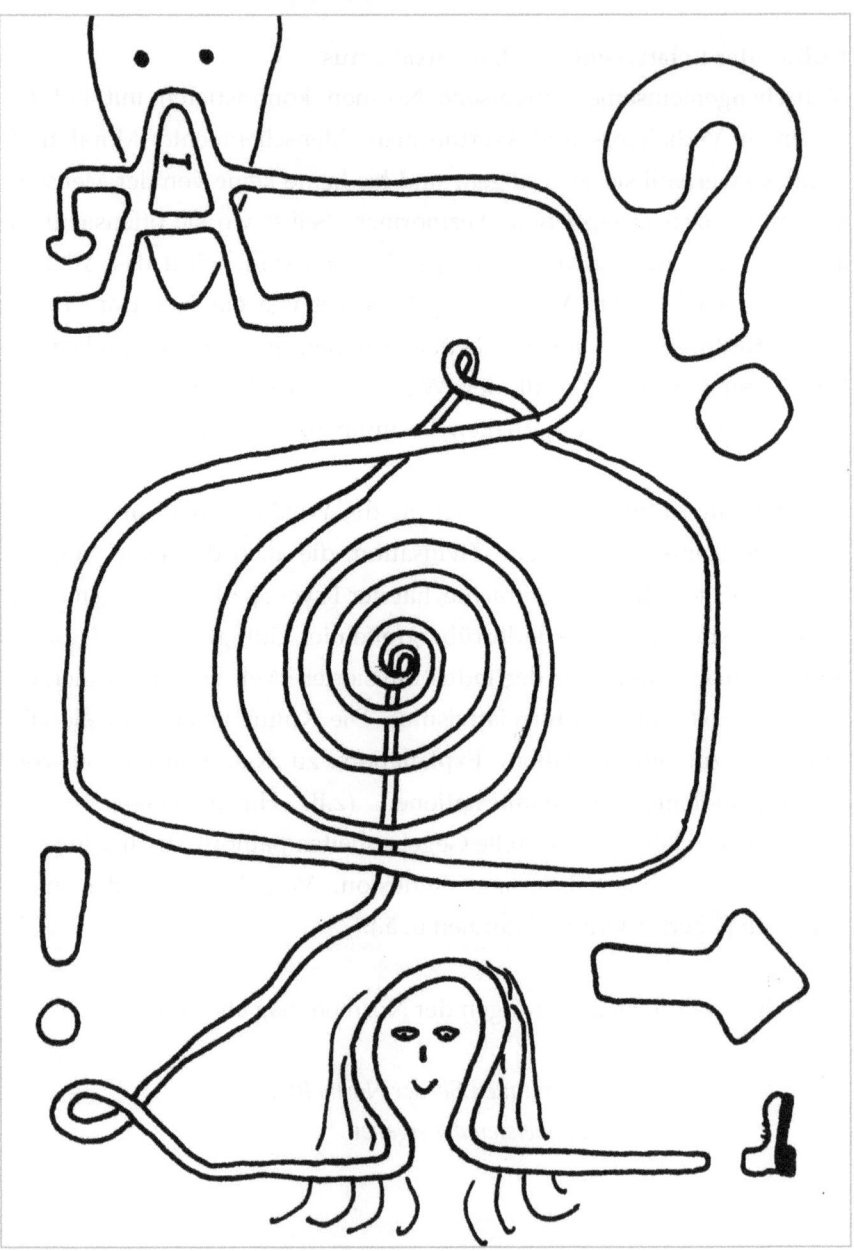

Kranksein und Krankheit

Kranksein (illness) bringt dem Patienten zum Bewusstsein, Beschwerdeträger und Heilbehandlungbedürftiger zu sein. Dieses Kranksein als (subjektive) Befindlichkeit führt den Patienten zur Suche nach einem in der betreffenden Kultur angebotenen Heiler.

Krankheit als Infirmität
Für die anderen ist der Träger von Kranksein dann echt krank, wenn er ohne Selbstmanipulation Zeichen von Nicht-mehr-Können, Infirmität, Schwäche erkennen lässt, in gegebenem sozialen Kontext seine Aufgaben zu bewältigen, in weitem Sinne die Lebensaufgabe zu bestehen. Dieser vorwissenschaftliche Begriff von Krankheit ist unabhängig von den zeitgeist-, kulturabhängigen Vorstellungen über Aetiologie und Pathogenese: er meint Nicht-Können, Infirmitas.
Aber solche Krankheit genügt schon, um die gesellschaftlich bereit gestellten Privilegien für den Kranken gelten zu lassen: Freistellung von Beschämung, Beschuldigung, Verantwortung, Alltagsverpflichtung und Gewähren von Schonung, Behandlung. Diese Darf-Normen sind allerdings verbunden mit Muss-Normen (Dahrendorf 1967): sich einer Behandlung zu unterziehen und bei der Therapie zu kooperieren. Die Privilegien können zum Krankheitsgewinn beitragen und somit auch zu Rezidiv oder Chronifizierung. Manche Menschen fixieren sich ganz und starr in ihrer Identität als Opfer (z.B. von Inzest), als hilflos preisgegebene, die sich nicht wehren können, und vermögen so kaum positives Bewältigungspotential zu aktualisieren.
Wie ein Mensch mit seiner Krankheit umgeht, wie er sie austrägt, anderen zeigt, sich damit an andere wendet, wie er selbst darauf reagiert – zwischen zäh-geduldigem Durchhalten und entmutigter, verun-

sicherter, verzagter Selbstaufgabe oder grollend-trotzigem Aufbegehren – das ist sowohl im somatischen wie im psychischen Bereich sehr verschieden: wie ein Mensch auf seine Schmerzen reagiert, wie er eine Depression durchhält, mit Ängsten umgeht, ist charakterabhängig.

Krankheit – Aspekte des Begriffs und Deutungsmodelle

1. Pragmatische vorwissenschaftliche Grundlage
   Krankeit zeigt Infirmität, Nicht-Können an, unabhängig von der Ursache, indiziert Hilfe
2. Morbus-Modell, somatologisches Krankheitsmodell
   Psychische Krankheit ist Folge einer Körper-, speziell Hirnkrankheit
3. Psychologische Deutungen
   Experientielle (d.i. erfahrungsabhängige) Konzepte
   lerntheoretische-behaviorale Modelle
   biographisch-verstehende Modelle
   Psychoanalyse: postnatale Modelle
   perinatale, pränatale, präkonzeptionelle Modelle
   Familiendynamik
   Kommunikationspsychologie
   Systemtheorie

   Krankheit und Selbstheilungsversuch (Autotherapie)
4. Soziologische Modelle
   Normdevianz, Etikettierung, Marginalisierung
5. Kulturalistische, sozialkritische, psychedelische Modelle
   Psychische Krankheit resultiert aus kulturellen und gesellschaftlichen Lebensbedingungen, sei eine Reaktion darauf, bedeute einen persönlichen Austritt aus der für pathologisch gehaltenen Normenwelt

   davon zu unterscheiden:

   Sozialpsychologische, medizinpsychologische Fragestellungen: Krankenrolle mit Privilegien und Verpflichtungen, Beschwerdebewusstsein, Heilungssuche, Patient-Heiler-Interaktion
6. Archaische Krankheitsmodelle
   Animistisch, schamanisch – magisch, spiritistisch – moralisch-religiöse
   Kosmologisch – Karma – astrologisch
7. Ethologische Fragestellung
   Falsche, den individuellen Möglichkeiten und Empfindlichkeiten nicht angepasste Lebensführung und -einstellung wird als mögliche Ursache von Krankheit gesehen

Tafel 12: Krankheit – Aspekte des Begriffs und Deutungsmodelle

Viele Aspekte des Krankseins

Es gibt viele Konzepte, Zugänge zu psychiatrischen Krankheiten (s. Scharfetter 1996b,1999d) (s. Tafel 12):

zu 1:

Bei allen Versuchen, Krankheit zu operationalisieren und Krankheits-Systeme zu entwerfen, kategorial oder dimensional zu ordnen, ist die pragmatische vorwissenschaftliche Grundlage nie zu vergessen: Krankheit zeigt Infirmität, Nicht-Können an und indiziert bestimmtes soziales Handeln.

zu 2:

Das Morbus-Modell oder somatologische Krankheitsmodell (die Vorstellung, Krankheit sei immer Körperkrankheit) versteht unter Krankheit (disease) eine Einheit von materialer, morphologisch-physiologischer Ursache (Scharfetter 1993b), Auslöser, Erscheinungsbild im Quer- und Längsschnitt, Verlauf und Ausgang, Therapieansprechbarkeit und familiengenetischer Homotypie (gleichartige Erkrankungen in der Familie). Das Morbus-Modell ist im Bereich der biologischen Psychiatrie weitum ein Postulat, obwohl bei vielen psychischen Krankheiten noch keine regelmäßig nachzuweisenden, gar spezifischen morphologisch-physiologischen Grundlagen aufgezeigt worden sind. Die Verfeinerung der morphologischen und physiologischen Messtechniken bringt immer mehr Variationen zutage.

zu 3:

Psychologische Deutungen von Krankheit gibt es eine Fülle, je nach den verschiedenen schulabhängigen Modellvorstellungen. Die meisten dieser Modelle sind experientielle Konzepte, d.h. sie stellen auf die

Erfahrung, die traumatisierende, entwicklungsfeindliche, schädigende (pathogene) Lebenserfahrung ab. Man kann lerntheoretisch-behaviorale Modelle unterscheiden von biographisch-verstehenden, die eine je unterschiedliche theoretische Grundlage haben. Zu den biographisch-verstehenden Modellen gehören v. a. die Psychoanalyse und die aus ihr abgeleiteten Schulen. Sie fokussieren vorwiegend auf die postnatale Biographie. In den letzten Jahren wurde diese Perspektive ergänzt durch Konzepte um perinatale Einflüsse, um pränatale Ereignisse und Erfahrungen (pränatale Psychologie), schließlich um präkonzeptionelle Modelle (Reinkarnationslehre und Karma-Konzept).

Mehr auf Interpersonelles und Soziodynamisches gerichtet ist die Betrachtung der Familiendynamik. Die Kommunikationspsychologie studiert die Besonderheiten des innerfamiliären Kommunizierens und schließlich überhaupt des Beziehungsverhaltens. Die Systemtheorie fokussiert weniger auf den einzelnen Patienten als auf das gesellschaftliche System der Familie, in dem er eingebunden ist, und auf die wechselseitige Induktion von Verhalten.

Ein weiterer psychologischer Aspekt auf die Krankheit, der oft wenig beachtet wird, ist das Konzept der Selbstheilungsstrategien, der Autotherapie: Die Frage, wie weit in der Krankheit selbst ein – wenn auch fehlgeleiteter, misslungener – Selbstrettungsversuch zu sehen ist. Solche Gedanken findet man schon im 18. Jahrhundert (Scharfetter 1995), s. Seite 141.

zu 4:

In soziologischer Perspektive sind verschiedene Modellvorstellungen zu unterscheiden: Einmal die Gleichsetzung von abnorm gleich deviant (vom Durchschnitt abweichend) gleich psychisch gestört, die Gleichsetzung von Abnormität mit Krankheit. Aus dieser Perspektive wird v.

a. das gemeinsame Schicksal der Devianten mit der Etikette „psychisch krank" betont (Goffman 1972, Scheff 1966): Ausstoßung, Marginalisierung.

zu 5:
Kulturalistische Deutungen: In psychischen Störungen manifestiere sich das, was der Normale verdränge, postulierte Ruth Benedict (1934). Von hier führt der Weg zu Foucault (1968, 1973) mit seinem Konzept einer kultur-evolutionären Entstehung von psychischer Krankheit: Die gesellschaftlich bestimmte Norm entscheidet, was als gesund, was als krank gilt. Devereux (1974) wies darauf hin, wie es Normen im Sinne von Stereotypen selbst des Abnormen gebe.

Sozialkritische Deutungen schließen sich hier an: Es wird zwar zugegeben, dass es psychische Störungen gibt, sie werden aber gedeutet als das Resultat einer selbst kranken (pathologischen) und daher auch krank machenden (pathogenen) Gesellschaft (Foudrain 1973). Dazu gehört auch das *psychedelische Modell* von Laing (1959): Die Gesellschaft selbst ist krank, der sog. psychisch Kranke will und kann die Normenwelt der Gesellschaft nicht mitmachen und tritt auf einer inneren Reise daraus aus.
In noch stärkerer Zuspitzung finden sich solche Gedankengänge bei Thomas Szasz (1961): Geisteskrankheit sei eine Erfindung, ein Mythos zwecks Ausgliederung missliebiger Mitglieder.
Von diesen soziologischen Modellvorstellungen ist völlig zu trennen *die sozial-psychologische und medizinpsychologische Fragestellung.* Das Studium der Krankenrolle mit ihren Privilegien und Verpflichtungen in verschiedenen Kulturen, die Entwicklung von Beschwerdebewusstsein, Heilungssuche und der Patient-Heiler-Interaktion.

zu 6:
In unserer Gesellschaft um die Wende vom 20. zum 21. Jahrhundert finden wir unter einer dünnen rationalistischen Oberfläche auch eine Reihe von archaischen Krankheitsmodellen, die unter dem Einfluss des New Age und der damit wieder starken Gewichtung von esoterischen und magischen Elementen verbreitet sind und die volkstümlichen und subjektiven Krankheitstheorien bestimmen. Gemeint sind *animistische Krankheitsmodelle*, wie wir sie vor allem auf der schamanischen Kulturstufe sehen: Das Konzept der Allbelebtheit, der Omnipräsenz transintelligibler Kräfte (Geister, Energien), Krankheit als In-Erscheinung-Treten von unsichtbaren, numinosen Kräften. Das schamanische Heilritual stützt sich auf besondere Bewusstseinszustände, in denen der erwählte und eingeweihte Heiler Umgang mit den Geistern haben kann, sei es, indem er Hilfsgeister für sein Handeln herbeirufen kann, sei es, indem er Krankheitsgeister vertreiben oder verlorene Teilseelen wieder herbeiholen kann.

Im New Age spielt der Neo-Schamanismus, eine Vermischung verschiedenster kultureller Elemente und anthropologischer Konzepte, eine zumindest in manchen Subkulturen nicht unbedeutende Rolle. Das Spiel mit veränderten Bewusstseinszuständen und die Macht, mit geheimnisvollen vitalen Energien umzugehen, ist dabei das Faszinierende.

In *religiös-moralischer* Deutung wird Krankheit als Folge von Verfehlungen „verstanden", als Strafe für Sünde oder schlicht als Spiel von göttlichen Kräften. In der magischen und *spiritistischen Krankheitsdeutung* wird Krankheit entstanden gedacht als Folge von schwarzer Magie, Zauberei, Hexerei, Fluch und Verschwörung, als das Eindringen negativer Kräfte oder Geister, das Wegnehmen positiver Kräfte. Die Therapie besteht in magischen Gegenwirkungen, Wiederherstellung und/oder Abwehr in der weißen Magie.

In der *astrologischen Krankheitsdeutung* wird eine Beziehung zur Konstellation der Sterne bei der Geburt als Ätiologie-Faktor angenommen oder der günstige Zeitpunkt für eine dem Sternbild angepasste Therapie bestimmt.

In einer *kosmologischen Krankheitsdeutung* wird das makro-/mikrokosmische systemische Verbundensein betont, es wird ein makrokosmisches energetisches Ungleichgewicht angenommen, welches sich auf der mikrokosmischen Ebene als Unordnung, als Krankheit darstellt.

Auch das Wiederaufleben der *Doktrin vom Karma*, der Spätfolgewirkung von Ereignissen in früheren Existenzen bei der Wiedereinseelung in einen neuen Körper (Reinkarnation), ist in der westlichen Zivilisation verbreitet (s. Zander 1999).

zu 7:

Die *ethologische Fragestellung* an die Krankheit geht von der ursprünglichen Bedeutung des Begriffs Ethos aus: Verhalten, Gewohnheit, Brauch, d.h. eine gesellschaftliche oder individuelle Form von Norm. Ethos in diesem Sinn bezieht sich auf individuell-persönliche habituelle, spezies- und kulturtypische Einstellung, Haltung und Verhalten (in verschiedensten Lebensbereichen, z.B. Bewegung, Ernährung, Arbeit, Beziehungsbereich, Ziele, Wertwelt, Gewissenskultur, Moral und reflexiv durchdrungener Ethik). Die Morallehre (Gebote) der Theologie und die Ethik als Teilgebiet der Philosophie fokussieren auf die allgemeinen Wertnormen und die Verantwortung, sich nach diesen Regeln zu verhalten.

Die ethologische Fragestellung ist die: Inwiefern lebt ein Mensch im Verhältnis zu seinen psychophysischen Lebensmöglichkeiten falsch, ob nun bewusst oder unbewusst, absichtlich oder unabsichtlich, so dass er krank wird?

Für Körperkrankheiten heißt das zum Beispiel: Wie weit ist der Mensch infektiösen Agenzien, Giften, Strahlen, vielen anderen Noxen, Kälte, Hitze, Höhe, Tiefe, Allergenen, falscher Ernährung, falschen Getränken (Alkohol), Drogen, Rauchen, Bewegungsmangel ausgesetzt oder einem so großen psychophysischen Dauerstress, dass er körperlich erkrankt.
Was heißt nun diese ethologische Fragestellung für psychische Erkrankungen? Bei einer Depression z.b. wird in der ethologischen Fragestellung danach geforscht: Wie weit sind unterdrückte, d.h. nicht in persönlich und sozial integrierbarer Weise gelebte Affekte, Strebungen (die „Leidenschaften" des 19. Jahrhunderts), Triebe maßgeblich mitbeteiligt an der Entstehung einer Depression? Es geht dabei v.a. um die Themen Aggression, ferner possessive Strebungen (Haften, Haben, Halten, Symbiose), Leistungsforderungen (von anderen oder an sich selbst), Expansion, Extraversion, Relation zu den Normen (externen, internen, Überich-Verhältnisse, Ich-Ideal, Rolle). Auch die falschen Erwartungen an das Leben, die durch gesellschaftliche Wertnormen, Idealziele, zum Beispiel den Gesundheitsbegriff der WHO – optimales Funktionieren in körperlicher, psychischer, sozialer und ökonomischer Hinsicht – genährt werden, mögen wegen der unausweichlichen Diskrepanz zur Lebenswirklichkeit teilweise an manchen depressiven Einstellungen beteiligt sein. Wer sich nämlich Paradieseserwartungen an das Leben hingibt, wird immer enttäuscht und damit auch gekränkt sein.
Bezüglich der Manie (Überaktivität und überhöhtes Selbstgefühl) wird man in der ethologischen Fragestellung auch darauf achten, wie weit in der Manie unaushaltbare Angst, Trauer, Selbstrelativierung, Unsicherheit überspielt wird durch ein Sich-Übersteigern in Leistung, Grandiosität und Überhöhung des Selbst. Die kausale Fragestellung, unter welchen Voraussetzungen das manchen möglich ist, anderen nicht, ist damit nicht beantwortet.

Bei den schizophrenen Erkrankungen wird man fragen, was für Überforderungen von außen oder von innen an einen geschwächten, desintegrationsbereiten, vulnerablen Menschen herankamen, sodass es zur Dekompensation kam. Was hat einen Menschen hinsichtlich Stand und Halt des Ich in der Beziehung (Nähe-Distanz-Regulierung), hinsichtlich Abgrenzung, Selbstbild, Rollenflexibilität, Informationsverarbeitung und Affektbewältigung überfordert?

Bei manchen Neurosen wird man fragen, was für unangepasste Verhaltensstrategien der Verdrängung, der Verleugnung, der mangelnden Sublimationsmöglichkeiten, regressives Sich-Entziehen, Reifungshemmung, Projektion und Spaltung es sind, die zu psychohygienisch ungesunden Haltungen, Einstellungen und Verhaltensweisen führen.

Die Deutung von Krankheitssymptomen als Selbstheilungsversuche ist volksmedizinisch geläufig: Schnupfen, Husten, Erbrechen, Durchfall werden als Abwehr, als Beseitigungsversuche von Schadenstiftern verstanden. Schmerzen alarmieren. Fieber zeigt die Reaktion des Organismus. Für die Psychiatrie übernahm Ideler (1835) diesen Denkansatz von Stahl und Langermann:

Denn Krankheit ist nicht Leiden der unterliegenden, sondern heilkräftiges Streben der gegen Schädlichkeiten ankämpfenden Natur (...) Krankheit als eigenmächtige und wohlgeregelte Abwehr der Natur gegen Störungen (86, 87).

Wahnkrankheiten, Halluzinosen, Alienationen, Verwirrungsepisoden, manische Erregung und Erhöhung werden mit diesem Denkmodell einer verstehenden Psychologie zugänglich.

(...) Dass das Gemüth bei ihnen [Wahn, Traum] sich in eine selbstgeschaffene Welt einbaut, aus deren Verhältnissen es nicht eigenmächtig hervortreten kann (Ideler 1835, 742).

Die unbefriedigte Leidenschaft zerschlägt im Bewusstsein die wirkliche

Welt in Trümmer und erschafft eine neue, deren Gesetz eben ihr Interesse ist (Ideler 1847, B).

Wahnsinn ist Untergang des Bewusstseins der wirklichen Welt in einer unendlichen Sehnsucht, welche sich eine neue Welt in Bildern und Begriffen schafft (ibid., 10).

In der Psychose zeigt sich „das angestrengte Arbeiten des Bewusstseins an seiner Reorganisation" (ibid., 10).

Da ist die (Psycho-)Dynamik des inneren Ringens in affektiv-kognitiver Anstrengung angesprochen (Idelers Ausdruck „das leidenschaftliche Interesse"), in Achtung vor den gestaltenden Kräften der Psyche in ihrem notvollen Ringen.

... so werden wir unmittelbar inne, dass es das sie beherrschende leidenschaftliche Interesse ist, welches als das leitende und bildende Prinzip dieser versuchten Wiedergeburt sich geltend macht. Mit anderen Worten, der wahnsinnige Geist, welcher durch jenes Interesse zum Bruch mit der ganzen Welt gezwungen wird, und noch unter seiner fortwährenden und unbeschränkten Herrschaft steht, wird dadurch notwendig bestimmt, nach demselben alle Vorstellungen zu gestalten, welche daher in ihrer Gesamtheit ein Selbst- und Weltbewusstsein in völliger Übereinstimmung mit demselben bilden (Ideler 1850, 417).

Diese frühen Psychodynamiker hatten viele wichtige Einsichten. Leider gingen sie später teils in einer allzu simplen Hirnpsychiatrie unter (Wahn komme zustande, wenn die Assoziationsbahnen des Gehirns nicht ordentlich verbunden seien, Meynert 1890). Die Psychoanalyse Freuds und ihr folgend Eugen Bleuler, C.G. Jung entwickelten psychodynamische Verstehensmodelle. Dabei fielen die schon früher erarbeiteten Einsichten in psychodynamische Verknüpfungen der Verdrängung oder dem Vergessen anheim. Heute ist es stiller geworden um die Psychodynamik. Dafür sind viele Gründe denkbar: der Anwendungsbereich psychodynamischer Therapie ist recht beschränkt, die Heilerfolge, soweit sie überhaupt empirisch ausgewiesen sind, ebenso. Zum Teil haben andere, stärker strategisch organisierte und Beschwerdefokussierte Therapien die Konkurrenz angetreten. Der Enttäuschung über die bescheidenen Erfolge psychodynamischer Therapien und in ihrem Gefolge daseinsanalytischer Therapien folgte die über sozialpsychologische Deutungen und soziogenetische Ableitungen.

Psychodynamisches, Funktionelles und Sinn-Deuten
Unter dem Sinn einer Krankheit kann recht Verschiedenes verstanden werden. Was bedeuten die Symptome, was sagen sie über das Geschehen unter der Oberfläche aus? Dieses funktionelle Interpretieren entwickelte die Psychodynamik. Sie kann die Psychose in toto oder einzelne Symptome als Abwehr deuten. In einem biographischen Verständnis kann man nach dem Stellenwert eines psychopathologischen Ereignisses im Lebenslauf fragen: welche schwache Ausstattung wurde wodurch überfordert? Welche Erfahrungen waren „zuviel", äußere Einflüsse oder ungemäße Erwartungen an sich selbst aus einem falschen Selbstbild? Welche der Persönlichkeit unangepassten Verhaltensweisen, Gewohnheiten, Ziele, welche überfordernden Lebensbedingungen führten auf einen Lebensweg zur Dekompensation? Das sind auch ethologische Fragestellungen.

Nach dem existentiellen Sinn einer Krankheit wird gefragt, wenn Krankheit oder Krise als Sühne für Schuld oder Sünde (so bei Heinroth 1818), allgemeiner als Zeichen einer unaufgeräumten Lebensführung, im Inneren und/oder im Zwischenmenschlichen, gedeutet wird. Vor allem in einzelnen Krisen, z.B. bei Kursen von Meditation, Hyperventilation, Encounter-Gruppen, Rückführungen, para-psychologisch-mediumistischen Sitzungen, erscheint mir diese Fragestellung sinnvoll. Die Bearbeitung in der Therapie kann helfen aufzuräumen, falsche Selbsteinschätzung, überhöhte Erwartungen an sich oder andere zu korrigieren.

Sinn – das ist keine objektivierbare Sache, die einer Krankheit inhärent wäre und gefunden werden kann. Sinn ist eine idiosynkratisch individuell-gültige, in der therapeutischen Dualität, oft in subkultureller Prägung, erarbeitete Bedeutungsgebung, -zuschreibung an ein Ereignis, an das eigene Leben überhaupt. Individuell ist es Überzeugung, Glaube, kollektiv ist es eine religiöse Konfession, die Sinn trägt.

Aber es ist Vorsicht geboten. Der Mythos von Sinn kann zu predigerhaften Attributionen führen, in alternativen Heilpraktiken verbreitet. Einer Erfahrung, einem Ereignis (auch außerhalb von Krankheiten) Sinn zu geben, ist ein Bedürfnis des Menschen. Der Mensch gebraucht mens (mind) und schöpft, kreiert, verleiht einer Sache, einem Ereignis, einer Erfahrung Sinn: der Mensch als sinnschaffendes (logo-poietisches) Wesen. Die Sinnsuche und wer sich mit welcher Sinngebung zufrieden gibt, ist persönlichkeits- und kulturabhängig. Sinnstiftung kann lebensführend sein, auch wenn es „nur" persönliche Überzeugung, Gewissheit, Befriedigung gibt.

Krankheit, Kreativität, Kunst

Eine Differenzierung des Krankheitsverständnisses brauchen wir auch für die Frage nach einem Zusammenhang von Kunst und Krankheit. Zunächst ist auch hier die falsche Gleichsetzung von abnorm, exzentrisch, marginal und krank zu vermeiden. Auch darf die Hochleistung an Konzentration, Ausdauer, Einfällen im kreativen Schaffen nicht gerade einem maniformen Syndrom zugeschrieben werden. Dass der künstlerische kreative Prozess (der nicht ohne weiteres dem kreativen Prozess in anderen Fachbereichen – und schon gar nicht der Produktivität – gleichzusetzen ist) wahrscheinlich aus einer besonderen

(= ungewöhnlichen) psychischen Struktur stammt, ist eine banale Feststellung, die aber zum Teil das häufig vorgefundene besondere, schwierige, absonderliche Verhalten von Künstlern „erklärt". Der Lebensprozess, die biographische Entwicklung des Künstlers, der Drang, Eigenes zu schaffen und sich damit zu behaupten (vgl. G. Benn: Dichten – ein unbarmherziges Geschäft), und dabei auch noch im Oekonomischen und im Prestige von der (u.U. despektierlich eingeschätzten) Gesellschaft abhängig zu sein, kann „prozessual" (s. Lebenslaufforschung) in die Devianz führen (in Actio und Reactio zur gesellschaftlichen Akzeptanz oder Ablehnung).

Zur Frage Kunst und „Krankheit" im engeren Sinn ist zu differenzieren: Kunst *und* Krankheit (Koexistenz), Kunst *trotz* Krankheit, Kunst *durch* Krankheit (Ätiologie), Kunst zerstört durch Krankheit, Kunst als Autotherapie.

Gewiss muss man einräumen, dass Künstlertum und psychische Krankheit (z.B. manisch-depressive Gemüts- und Antriebsschwankungen) zusammen vorkommen können, ohne dass eine Kausalrelation behauptet werden darf. Manchmal wird eine künstlerische Leistung trotz psychischer Krankheit zustande gebracht. Bei Steigerungen der psychischen Aktivität mit gleichzeitiger Anregung lateralen Denkens und Lockerung der Verbindungsstringenz, wie sie gelegentlich bei Schizophrenen vorkommen, trifft man eindrückliche gestalterische und sprachliche Produktionen.

Adolf Wölfli, der chronisch Schizophrene in der Berner Psychiatrischen Klinik Waldau, begann erst nach Jahren der Hospitalisation mit seiner großen Produktivität im Zeichnen und Schreiben. Sein graphisches Werk wurde von Walter Morgenthaler 1921 in einer weitreichend wirkenden Monographie dargestellt. Ein Jahr später erschien das große Werk von Prinzhorn über die Bildnerei der Geisteskranken. Das graphische Werk

Kranksein und Krankheit

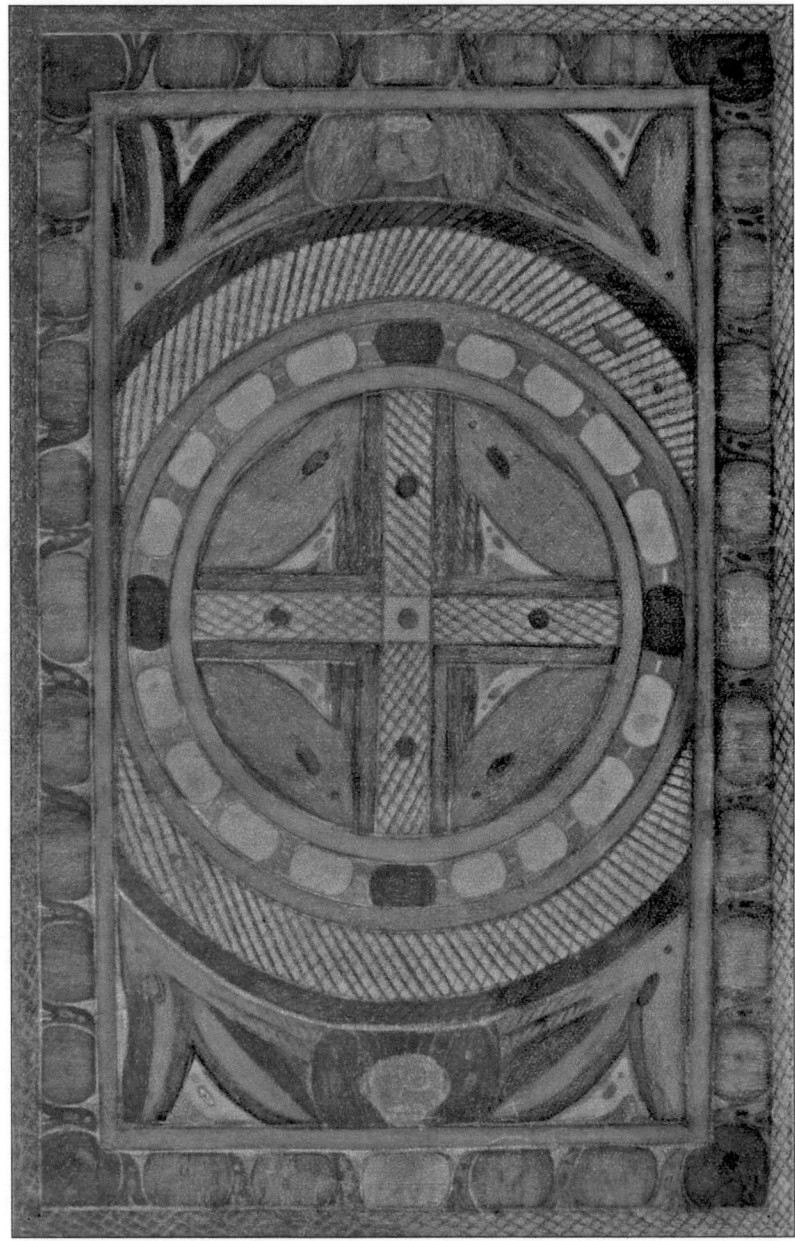

Abb. 2: Adolf Wölfli lebte von 1895 bis zu seinem Tode in der Psychiatrischen Klinik Waldau bei Bern. Während seines 30-jährigen Aufenthalts in der Klinik schuf er ein umfassendes Werk von Zeichnungen, Collagen und Texten (Bild: Verfasser).

von Wölfli (s. Abb.2 und 3, ein unveröffentlichtes Bild von 1921) spiegelt seine starke kohärenz- und strukturstiftende Gestaltungskraft. Seine Texte (Spörri 1987) geben Zeugnis von einer eindrücklichen Vermengung von (z.B. geographischer) Alltagsrealität und märchenhaft phantastischen Sonderwelten.

Auf diesen mentalen Reisen, seiner dereellen autistischen Biographie ist er von Raum, Zeit und Logik entkoppelt, entbunden in die psychotische „Freiheit". In einem Gedicht (zit. in Morgenthaler 1985, S. 39) schreibt Wölfli: „Ich bin, zerheit", und spricht so sein zertrümmertes, fragmentiertes Selbstgefühl aus. In der Mehrzahl der Fälle zerstört die schwere Ich-Krankheit eine künstlerische Begabung: die Basis für Kreativität und Gestaltungskraft ist nicht mehr gegeben. Das größte tragische Beispiel dafür ist Hölderlin.

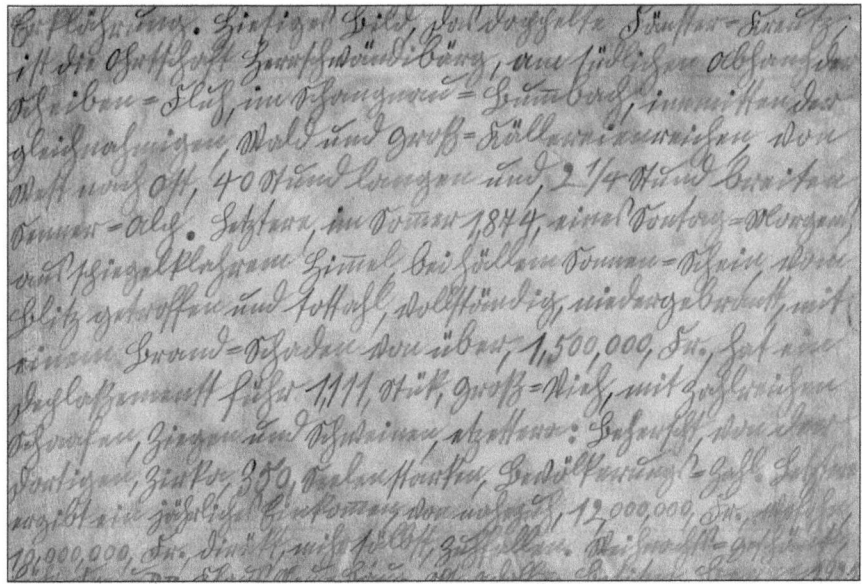

Abb. 3: Handschriftlicher Kommentar des Künstlers zu seinem Bild in Abbildung 2 (Transskript s. S. 148).

Transskript von Abbildung 3:
Erklärung. Hiesiges Bild, das doppelte Fenster-Kreutz ist die Ohrtschaft Herrschwändibärg, am südlichen Abhang der Scheiben = Fluss, im Schangnau = Bumbach, inmitten der gleichnahmigen, Wald und Gross = Källereien reichen von West nach Ost, 40 Stund langen und, 2¼ Stund breiten Senner = Alp.

Bei vielen originellen Hervorbringungen von psychisch Kranken bleibt die Frage unbeantwortet, was für eine Funktion deren Gestalten im Prozess des Austrags und der Verarbeitung ihrer Krankheit hat, wie weit die Hervorbringungen überhaupt als Kunst gelten können und inwiefern solche Produktivität als Autotherapie gedeutet werden darf (zu Psyche und Kunst, s. Thomashoff und Naber 1999).

Im Finstern

im
finstren
unerkannt
leuchtet
der
schattenspendende
wächter
am
verschlossenen
Tor

   verschlossene
   botschaft
   wird
   lichtverbergende
   Zukunft

      engelszungen
      trompeten
      aus
      den
      weinenden
      augen

Symptome – Wegweiser zur Therapie

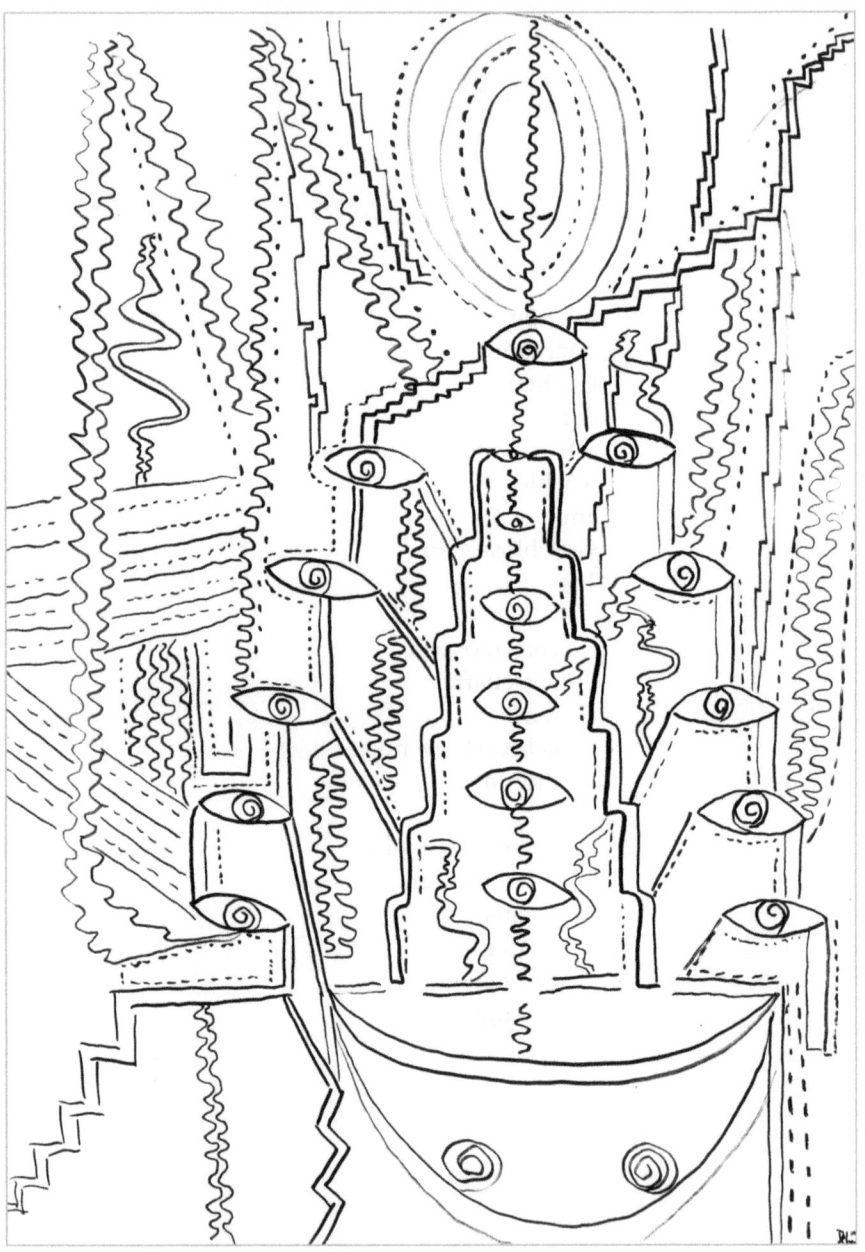

Symptome – Wegweiser zur Therapie

Symptome und Syndrome

Symptom – von Griechisch symptoma, abgeleitet von sympiptein, d.h. zusammen vorfallen, sich ereignen ist das aus dem Gewöhnlich-Alltäglichen, dem Normalen Herausragende, in dem Sinne Vorfallende, Auffallende am Erleben oder Verhalten. Symptome sind somit Beschreibungseinheiten, meist mit speziellen Termini bezeichnet und mehr oder weniger operationalisiert.

Manfred Bleuler sagte einmal zum psychopathologischen Befund: „Psychostatus ist, wie er [der Patient] liebt und lebt" (mündlich, 30.9. 1968). Der Patient hat zunächst Erlebnisse, ein Selbst- und Welterleben, das zu bestimmtem beschreibbaren Verhalten führt. Ziel sollten nicht nur Symptome sein, sondern ein Anschaulichwerden des Verhaltens eines Menschen im Verstehenszusammenhang mit seinem Erleben seiner selbst, seiner Welt und seiner Persönlichkeit.

Über die Definition und Terminologie hinaus gibt es viele Zugänge zu Symptomen. Man kann nach der pathognostischen Bedeutung fragen, dem Gewicht für die Zuordnung eines Symptoms zu einer Krankheitsgruppe. Man kann nach der funktionellen, nach der psychodynamischen, nach der primären, nach der sekundären Bedeutung forschen. Man kann eine Hermeneutik von Symptomen entwickeln, die Existenzform des Symptomträgers vergegenwärtigen. Es gibt eine Ordnung der Symptome nach ihrem Leitwert für Therapie (z.B. die Zielsymptome in der Psychopharmakologie).

Der lebensgeschichtliche und situative Kontext, in dem Symptome auftauchen, ist jeweils sorgfältig zu erheben. Die Interpretation von Symptomen als Ausdruck von autotherapeutischer Strategie ist schon angesprochen worden. Dazu gehört auch, nach besonderen Wachbewusstseinszuständen und ihren Auslösern zu fragen.

Keinesfalls darf man Symptome vorschnell als Krankheitszeichen festschreiben. Es gibt manche Halluzinationen, wahnähnliche idiosynkratische Überzeugungen, Monoideismen, Gewissheiten und Zielsetzungen, die nicht einfach als Krankheitssymptome bewertet werden dürfen. Das Befremdliche, zunächst schwer Einfühlbare, das Schrullig-Sonderlingshafte, Extreme, Fanatische, das Böse, das Grausame und das Kriminelle sollten nicht allzu leicht dem Gebiet der Psychiatrie subsumiert werden. Ähnliches gilt selbst für Krisen der Verwirrung, stupor-ähnliche Perplexität nach traumatischen Erfahrungen.

Es gibt viele Zugänge zu Symptomen, keineswegs nur die deskriptivnosographische Psychopathologie. Eine sorgfältige operationalisierte Terminologie ist allerdings die Grundlage, zu welcher dann andere Interpretationen hinzukommen, je nach Eignung des Falles und nach den interessengeleiteten Aspekten auf die Phänomene.

Die traditionelle deskriptive Psychopathologie bleibt die Grundlage für die Verständigung in einheitlicher Fachsprache, für die Forschungen zur Epidemiologie, Ätiologie, Pathogenese, Verlauf und Therapie. Deskriptive Psychopathologie ist diagnostisch orientiert, d.h. sie gewichtet die Symptome nach ihrem Stellenwert für die Zuordnung des Symptomträgers zu einer Krankheit, konzipiert als Kategorie (eher denn als Dimension). Die Symptomkonstellation in Syndromen ist für viele grundwissenschaftliche Ansätze wichtiger als die nosologische Diagnose (Scharfetter und Stassen 1995), deren Validität gerade im Bereich der Schizophrenie und Affektkrankheiten nicht gesichert ist.

Die Frage nach dem funktionellen Stellenwert eines Symptoms ist fruchtbar: welches Selbst- und Welterleben motiviert den Patienten zu einem bestimmten beschreibbaren Verhalten? Welche Funktion (z.B. autotherapeutische, selbstaggressive u.v.a.) hat ein Symptom? Besonders wichtig ist mir dabei eine genaue Erlebnisanalyse (z.B. von Halluzination und Wahn): sie bereitet schon den kognitiv-behavioralen Umgang mit den Symptomen vor. Die daseinsanalytische Psychopathologie versteht sich als angewandte phänomenologische Anthropologie. Sie hilft im hermeneutischen Vergegenwärtigen der Existenz der Kranken und damit indirekt zur Vorbereitung der Therapie. Die psychoanalytische Psychopathologie basiert auf dem Modell Freuds, der Theorie des Unbewussten, der Abwehrmechanismen, des psychischen „Apparates" von Ich, Über-Ich, Es, der Übertragung. Sie kann der Dynamik der biographischen Historik nachspüren. Dies ist auch ein Ziel der verstehenden Psychopathologie: nachvollziehendes Motivverstehen (im Gegensatz zu kausalem Erklären). Die Interaktionspsychopathologie fokussiert auf die interpersonelle und soziale Abhängigkeit psychopathologischer Manifestationen. Die familiendynamische Psychopathologie kann psychoanalytisch, nach kommunikationspsychologischen Gesichtspunkten, nach dem Delegationsmodell und systemisch orientiert sein. Aus der psychotherapeutischen Langzeitbetreuung von Schizophrenen ergab sich die Beobachtung, dass die Psychopathologie Schizophrener sich in Abhängigkeit von der therapeutischen Beziehung zum Positiven wenden kann (kommunikative, progressive, Positivierung der Psychopathologie, Benedetti 1992). Symptomkombinationen nennt man Syndrome (aus griechisch: syndromos = Zusammenlaufen). Es geht meistens um gemeinsames Vorkommen von Symptomen, z.B. Wahn und Halluzination als paranoid-halluzinatorisches Syndrom, Intelligenz- und Gedächtnisverminderung, Orientierungsausfälle beim Demenz-Syndrom.

Es gibt aber auch Syndromgliederungen nach einer bekannten oder vermuteten gemeinsamen Ätiologie: z.B. das Syndrom Delir bei zerebralen Schädigungen toxischer Art.

Gleichartige oder ähnliche Syndrome können bei sehr verschiedenen Ursachenkonstellationen vorkommen, wie sich z.B. bei den Demenzen und bei den Delirien zeigen lässt.

Der Psychiater sollte nicht zum „Symptom-Jäger" werden (Ornstein 1976). Er sollte nie nur nach Zeichen suchen, sie „heraus-explorieren", die ihm zur Bestätigung seiner intuitiven Anhiebs- oder gar Lieblingsdiagnose (heimlicher Selbstdiagnose?) dienen. Im Borderline-Bereich ist das besonders heikel: Manche Autoren in diesem Gebiet und viele Psychiater scheinen hier geradezu für eine projektive Identifizierung gefährdet: am anderen „sehen", was am Eigenen skotomisiert oder mit der Persona des Berufsfunktionärs verdeckt wird.

Es klingt hier das Thema der Pathologie der Psychiater an. Gewiss können banale Gründe (z.B. ökonomische oder zeitliche) oder anthropologische Neugier im besten Sinne Motive für die Fachwahl sein. Die Psychiatrie ist ein anspruchsvolles, vielseitiges Fach. Sie braucht viele verschiedene Begabungen: die für individuelle oder Gruppenpsychotherapie geeigneten Charaktere mit interpersoneller Sensibilität, psychologisch-psychodynamischem Verständnis, Empathiefähigkeit werden ihren Wirkort finden wie andererseits Manager im Versorgungssystem, Sozialstrategen, Systemkorrektoren, Pharmaka-Kanoniere, auf Morphologie und Physiologie des Gehirns, auf Moleküle ausgerichtete Forscher.

Das Fach übt für viele Charaktere eine ganz eigene Attraktor-Wirkung aus. Leider kann man nicht Pathologiefreiheit verlangen. Die Morbidität ist ja auch oft eine tiefere als in den nach außen gezeigten Schichten. Was aber zu fordern ist: dass die eigene Pathologie wenigstens vor sich selbst nicht verleugnet werde und dass sie so weit beherrscht und eingedämmt werde, dass Patienten und Mitarbeiter keinen Schaden nehmen. Auch wenn sich manche, die in der Psychiatrie arbeiten, verborgen halten, bringt der praktische Umgang im Alltag des Berufes oder der Familie eher charakterliche Besonderheiten zutage. In der Betreuung von Süchtigen Erfahrene werden zu diesen Themen viele Beobachtungen gewinnen. Einige für bestimmte Themen Begabte werden wahrscheinlich durch eine innere Verwandtschaft mit ihren Patienten einen partizipatorisch-identifikatorischen Tiefenzugang haben. Vielleicht mag die therapeutische Hilfe für Patienten, der Beistand zum Bewältigen von Störungen, gelegentlich einem Therapeuten gar als indirekte autotherapeutische Strukturierungshilfe dienen. Das gilt nicht nur für Schizophrenie-Therapeuten. Einige werden aber so vorsichtig sein, gerade die Patienten, denen sie selbst in der Tiefe am ähnlichsten sind, zu vermeiden. Manchmal offerieren sich interpersonell Unbegabte, ja zu ausbeuterischer, erotischer, sexueller Grenzüberschreitung Disponierte, als Beziehungs-, Paar- oder Familientherapeuten.

Psychopathologie weist den Weg zur Therapie
Psychopathologie ist ständig der alltagspraktischen Aufgabe adäquater Therapie verpflichtet. Voraussetzung dafür ist, dass wir Verhalten und Selbsterleben des Patienten in einen ihm selbst möglichst nahen funktionellen Zusammenhang bringen. Welches Erleben seiner selbst und seiner Welt motiviert, treibt den Patienten zu dem beobachtbaren Verhalten? Was bringt, wozu dient ihm sein Verhalten, allenfalls dessen Perpetuierung oder Rezidiv? Wir müssen die allzu gierige Suche nach pathognostischen Zeichen, das „psychiatric symptom hunting" (Ornstein 1976) vermeiden. Die Fokussierung nur auf das Negative und die Bereitschaft zur Umdeutung von Ungewöhnlichem als krankhaft ist angesprochen. Starbuck (1899) schrieb dazu:
There are the alienists who are constantly on the lookout for some abnormal tendency, and, consequently, are sure to find it (163).

The alienist thinks in terms of psychiatry. He casts his pathological net, and anything sufficiently exaggerated above commonplaceness so that it cannot slip through the meshes he claims as his (164).

Der Religionswissenschaftler Starbuck schrieb gegen Ende des 19. Jahrhunderts, in welchem so viele schriftstellernde Psychologen, Psychiater, Theologen in der illusionären Selbstverkennung als Repräsentanten der Aufklärung groteske Beispiele falscher Pathologiezuschreibung und des Missbrauchs der gerade sich formenden psychopathologischen Terminologie und psychiatrischen Krankheitslehre von sich gaben (s. S. 95, 128). Wie steht das als Symptom bezeichnete Erleben und Verhalten in der Biographie dieses Menschen, zu seinem mikro- und makrosozialen, kulturellen Kontext?

Symptome sind immer mehr als bloß pathognostische Zeichen (Scharfetter 1996b). Symptome zeigen an:

1. was der Patient nicht (mehr) kann, wovon er betroffen ist. Das gibt oft schon einen Hinweis auf die Pathogenese (z.B. bei einer Demenz).
2. was er unmittelbar für die Kompensation oder Restitution braucht.
3. was er selbst gegen den Verlust oder die Bedrohung unternimmt (seine autotherapeutischen Anstrengungen).
4. auf welcher Ebene er zugänglich ist und Hilfe annehmen kann: verbal, averbal, körperlich, Introspektionsvermögen, psychodynamisches Verständnis, Akzeptanz, Abwehr u. a. Damit sind auch schon Möglichkeiten der Bewältigung, Ressourcen, angesprochen.

Solange wir keine eliminierbaren Ursachen für die meisten psychiatrischen Krankheiten kennen, müssen die Symptome Therapie-Wegweiser sein (Scharfetter 1998b, 1999a, b, c, d, 2011). Sie zeigen die Aufgabe gezielten rekonstruktiven Handelns. Monokausale Ätiologie-Modelle sind oft zu abstrakt, zu weit von dem zu behandelnden „Objekt", dem leidenden und ringenden Menschen entfernt. Multidimensionale Ätiologie-Konstrukte führen leicht zu einer therapeutischen Polypragmasie, die die Unfähigkeit, besser zu helfen, bemäntelt.

Für eine angemessene Therapie muss der Arzt die „Selbsthülfe der Natur beachten und unterstützen" (Esquirol in Heinroth 1827, XII).

Der Ausdruck heilen beruht auf einer falschen Voraussetzung von dem Vermögen des Arztes, und darauf, dass man diesem zuschreibt, was auf die Rechnung des zwar erkrankten, aber immer noch selbsttätigen Lebens kommt (Heinroth 1818, II Teil, 214).

„Therapeutische Gewaltstreiche" (Ideler 1835, 287) sind da nicht am Platz. Sie würden die „psychischen Heilprozesse" (Ideler 1838, 658-660) nur stören. Denn:

Auch die Heilung des Wahns kann nur ein Werk psychischer Selbsttätigkeit sein, welche der Arzt bloß anregen und leiten soll (ibid., 736).

Deshalb ist therapeutische Übereifrigkeit abzulehnen:

Indes die meisten Ärzte sind der Polypharmazie in einem solchen Grade ergeben, dass sie in jedem krankhaften Zustand, auch wenn er unter gar keiner bestimmten nosologischen Form hervortritt, und überhaupt keinen präzisen Begriff über die in ihm obwaltenden Verhältnisse der Lebenstätigkeit gestattet, eine Herausforderung zum tätigen Eingreifen in letztere sehen, und es der Natur gar nicht zutrauen, dass sie von selbst einen Ausweg aus Missverhältnissen finden werde, welche sie oft aus höheren Zwecken hervorbringen musste, um so viele Verkehrtheiten der Menschen wieder gut zu machen (ibid., 952).

In dem Zusammenhang zitiert Ideler auch Neumann:

Das Kraut wächst gewiss nicht auf der Erde, das einem Menschen seine fixen Ideen aus dem Kopf treibt.

Und:
Es ist überhaupt endlich einmal Zeit, dass man aufhöre, das Kräutlein oder Salz oder das Metall zu suchen, das... Manie, Blödsinn, Wut oder Leidenschaft kuriert... (ibid., 951).

Bei Chronifizierungen und Rezidiven ist zu bedenken, dass der funktionelle Stellenwert eines Symptoms, eines Verhaltens sich mit der Erfahrung der ersten Krankheitsepisode ändern kann. Es kann eine andere, eine Versorgungsfinalität motivierend sein, eine resignative Selbstentlastung, ja selbst eine Verführung, sich wieder in den schuld-, scham-, verantwortungs-, verpflichtungsfreien Zustand gleiten zu lassen, sich gar hinein zu manövrieren. Deshalb sind auch Residuen (nach schizophrenen Episoden, nach Depressionen) vielschichtig zu deuten: Was ist morbogen, was posttraumatisch (nach der Erfahrung der Psychose), was aus Entmutigung, Trotz, was ist telephren, was soziogen, in der Institution geworden?

Für die Therapie gilt dabei, was Neumann 1859 feststellte:
Der Seelenarzt hat niemals den Wahnsinn zu behandeln, sondern stets nur wahnsinnige Kranke. Die Krankheit des Wahnsinnigen ist kompliziert aus Veränderungen des Leibes und des Bewusstseins (197).

Da „der Wahnsinn ein alienierter Seelenzustand" ist (ibid., 194), ist die Einführung der therapeutischen Beziehung zur Überwindung der Isolation und Alienation Grundlage jedes weiteren therapeutischen Tuns, das sich, eingedenk der „großen psychischen Macht" des „gemeinschaftlichen Arbeitens" (ibid., 230), auf verschiedenen Ebenen vollzieht.

Der Therapeut muss sich dabei stets auch an das Gesunde im Kranken (Griesinger 1861) richten und nicht nur auf die Pathologie fixiert bleiben. Griesinger (1861, Fünftes Buch) schrieb dazu noch heute Gültiges:

Symptome – Wegweiser zur Therapie

Nirgends ist das Bedürfnis strengen Individualisierens größer, als in der Irrenbehandlung, nirgends ist ein stetiges Bewusstsein darüber notwendiger, dass nicht die Krankheit, sondern ein einzelner Kranker, nicht die Tobsucht, sondern ein tobsüchtig gewordener das Objekt unserer Behandlung sei (472).

Auch hier, wie in vielen anderen Krankheiten, hat die einfache, mehr expectative und diätetische Behandlung – welche so weit entfernt ist, den törichten Vorwurf des Nichts-tuns zu verdienen – in einer Menge von Fällen (nicht in allen) die größten Vorzüge vor der Anwendung stark wirkender und oft gewechselter Medicamente und Verfahrensweisen. (...) Wie wenig es gerade die speciellen medikamentösen Eingriffe sind, denen eigentlich die Heilung zu verdanken ist, das sehen wir aus den nahezu gleichen Heilungszahlen ganz verschiedener Irrenanstalten mit sehr differenten Behandlungsmethoden; schon vor langer Zeit ist aus dem ganz gleichen Heilungsverhältnis in beiden Abtheilungen des Bicêtre, wo damals die durch und durch entgegengesetztesten Methoden angewandt wurden, der Schluss gezogen worden, dass nicht diese speziellen Methoden es sind, durch welche die Geisteskrankheiten geheilt werden (473ff.).

Zu den somatischen „Therapien":

Vor gröberen therapeutischen Illusionen wird die Erinnerung daran schützen, dass viele dieser Kranken bei einer nur nicht positiv schädlichen Behandlungsweise von selbst genesen (481).

Dabei soll nun das Gesunde im Kranken, das alte Ich gestärkt und gekräftigt werden, vor Unterdrückung und Zerfall bewahrt werden (...) (499).

Alles, was die Anhänglichkeiten an das gesunde vergangene Leben, seien es Familienbande, die alten Beschäftigungsweisen und dergleichen erregt, dient zur Kräftigung des Ich (500).

Unter den einzelnen psychischen Mitteln scheint uns die zweckmäßigste Beschäftigung des Kranken das erste und wichtigste zu sein (500). Bei ausgebreiteter Verrücktheit und bei Blödsinn handelt es sich nur davon, den Kranken durch Arbeit, strenge Ordnung, Zucht und Reinlichkeit vor tieferem leiblichen und geistigen Versinken zu bewahren und seine Existenz durch wohlwollend freundliche Behandlung, durch Gestattung all des Lebensgenusses, dessen er vermöge seiner Krankheit noch fähig ist, so günstig als möglich zu gestalten (515).

Man muss vielmehr durchaus auf Erhaltung einer gewissen Sozialität sehen, in welchem die Formen des gesunden Umgangs beobachtet werden, und es muss ergriffen werden, was den Kranken vor weiterer Entfremdung gegen die Welt bewahrt. Hierzu dienen gemeinsame Vergnügungen, Gesellschaften, Spaziergänge und (...) auch die zunehmende Berührung mit Gesunden (...)

Es darf die Beschränkung des Kranken durchaus nicht weiter gehen als sein Zustand es erfordert (535).

Therapie im besten Sinne heißt Leben lehren und -lernen: wie lebe ich mit meinen Möglichkeiten, Schwächen, Gefährdungen. „Solche Therapie ist Leben-lernen", sagte mir R. vor vielen Jahren. Sein Ausspruch erinnert mich an Novalis, Krankheiten seien „Lehrjahre der Lebenskunst" (Novalis 1968, S. 667).

Der Therapeut wird der „höchsten Spannung" (Ideler 1847, 10) des Menschen in der Not der Psychose eingedenk sein und wird dessen „angestrengtes Arbeiten an der Reorganisation des Bewusstseins" (ibid.) nach Möglichkeit unterstützen und in heilsame Bahnen zu lenken versuchen (Scharfetter 1993a, 1995a, c).

Psychotherapie, wie sie jede praktische Psychiatrie tragen sollte, erfordert kognitiv-affektive und interpersonale Kapazitäten und den ganzen Einsatz des Therapeuten: Wissenschaftliches Wissen aus vielen Gebieten

(Grawe 1998), Ausbildung, reflektierte Erfahrung mit sich selbst und anderen, anthropologische Besinnung, Güte, Toleranz, Geduld, Freude am Gedeihen anderer Wesen und an der Möglichkeit, dazu mitzuwirken, zwischenmenschliche Sensibilität, Taktgefühl und Beziehungsfähigkeit, Charisma – welche Häufung von Idealen. Da ist gerade auch vor einer idealisierenden Hochstilisierung der Therapeuten zu warnen. Nur aus der Echtheit des eigenen Wesens kann einer ein guter Therapeut werden (woran immer man die Qualität „gut " ermessen will), niemals aus dem Erwerb von Argumentations- und Zungenfertigkeit im Produzieren von Kausalattributionen oder von metapsychologischen Konstrukten. Echte Therapie kommt aus einer Lebenshaltung: aus der sorgsamen Hut, dem Behüten, das nichts mehr für sich selbst will: keinen Erfolg, keinen Triumph über eine hypostasierte Krankheit, keinen Dank. Solche liebevolle Güte in der ganzen Lebenshaltung, in lebenswirksamer Präsenz des Sich-zur-Verfügung-Haltens zu verwirklichen – das ist ein Ziel, ein Ideal, nie ein gesichertes Können.

„Ich bin ein Mensch wie ihr" – Selbstmitteilungen

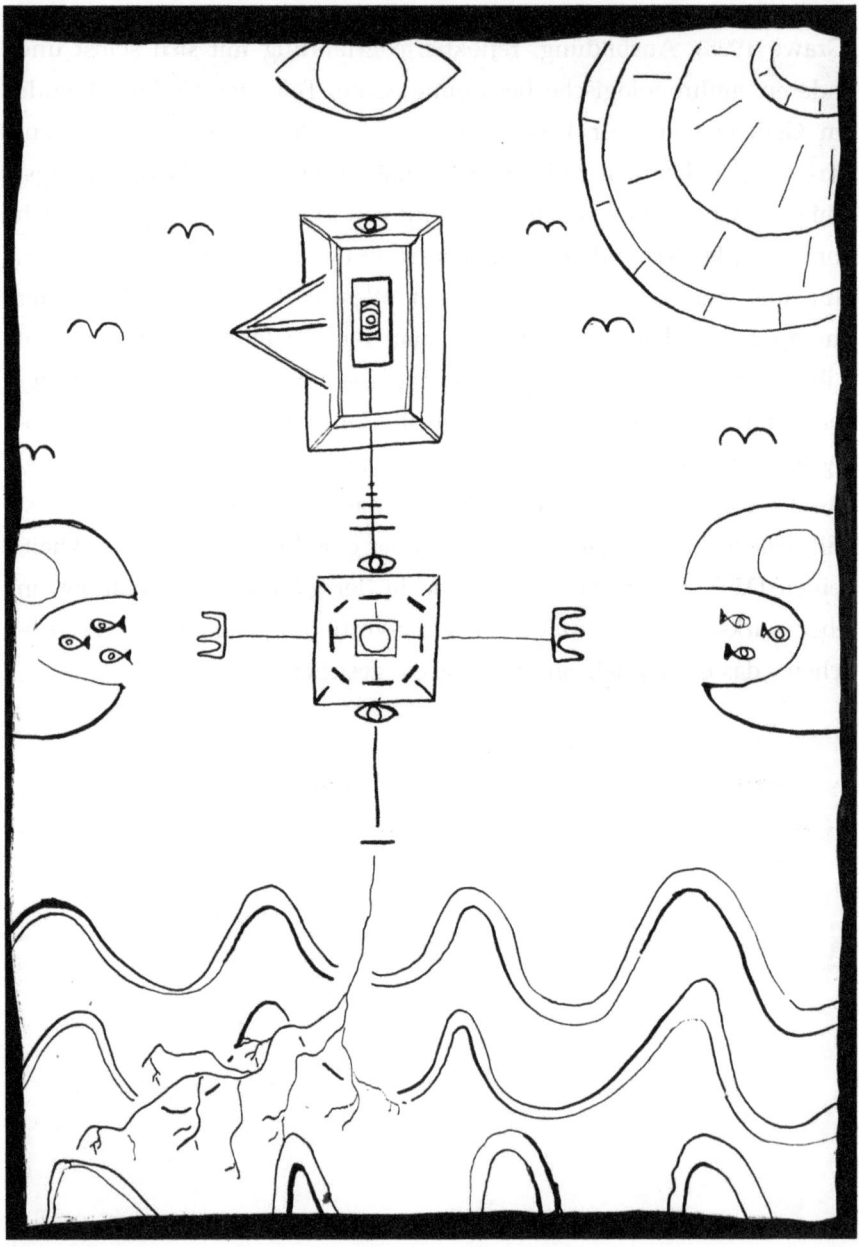

„Ich bin ein Mensch wie ihr" – Selbstmitteilungen

Die wichtigste Quelle für die Anschauung von psychischen Krankheiten und die Einfühlung in sie sind die Mitteilungen der Patienten selbst, sei es spontan, mündlich oder schriftlich, sei es auf Befragung. Dem Patienten ist das Erleben seiner selbst, seine Selbsterfahrung, sein Ich zunächst und unmittelbar gegeben. Introspektions- und reflexionsbegabte Menschen können den Zusammenhang von Selbsterleben und Verhalten („Ich tat dies, weil...") in ihrer eigenen Sicht wiedergeben. Wir erfahren die Innensicht, nicht nur die Daraufsicht, Ansicht des Anderen, Außenstehenden, Fremden.

Ich bin das vollkommene Chaos.

Wahrscheinlich bin ich gar nicht von dieser Welt.

Ich bin nicht so wie die anderen Menschen

Wieso sollte ich einen Namen haben?

Ich bin in einem kosmischen Kampf zwischen zwei Galaxien, der auch diese Welt erfasst hat.

Dieser Kampf wird im Geist ausgeführt.

Ich mache dauernd Sprünge von einem Zeitsystem in das andere.

Freilich sind da Reflexions- und Sprachfähigkeit, die persönliche Begabung und die kulturelle Prägung entscheidend mitbeteiligt an der Sprachgestalt des Vermittelten. Diese formt sich auch in Abhängigkeit von der Beziehung zum Gesprächspartner, überhaupt vom Gegenüber.

Leider bestehen falsch zusammengestellte Wörter in der deutschen Sprache, sowie in anderen Sprachen der Menschen auf der Welt.

Gott kann selbst nicht Wörter mit zwei speziellen gegensätzlichen Bedeutungen benutzen um uns Menschen in einer guten verständlichen Art zu lehren.

Alle Menschen sollten sich bemühen, die Sprache in schöneren Worten zu benutzen. In der guten Hoffnung, dass auch Sie Ihre Mitmenschen suchen und mit guten Worten belehren, glaube ich, dass jenes auch zu einem Weltfrieden beitragen wird.

Die interpersonelle Abhängigkeit des Selbsterlebens

Kahlbaum (1863, 1874) erzählt von einem Mann, der sich als Leichnam fühlte, und fügt hinzu: Dieses Gefühl hängt davon ab, mit wem er zu tun hat. Das ist interaktionelle Abhängigkeit von Psychopathologie! Wer muss in welchem psychosozialen Kontext – und auch entbehrungsreiche Einsamkeit ist ein potentiell pathogener Kontext – seine Ich-Störung erleben?

Verloren in der Nacht –
das Schlimmste im Leben.
Ich stehe ja, aber verkehrt.
Ich verstehe die Leute nicht.

Die Frage schließt sich an: welcher interaktionelle Kontext ermöglicht dem Patienten, davon wieder los zu kommen? In der Psychotherapie Schizophrener kann manchmal glückhaft der Schlüssel gefunden werden, der dem Patienten wieder ermöglicht, vom schizophrenen Reaktionsmuster los zu kommen und in das zwischenmenschlich Gemeinsame einzutreten – heraus aus der Isolation und Alienation in die Gemeinschaft.

Oft sind es kleine Begebenheiten, therapeutische Intuitionen, die das Vehikel für diese Rückführung darstellen. So sagte W., ein junger Mann mit katatonem Stupor, die ersten Worte nach der Lösung des Mutismus: „Werner... Werner... wenn Sie so zu mir sagen, dann weiß ich wieder, wer ich bin." Damit teilt er mit, was er verloren hatte: die Gewissheit der eigenen Identität, gekennzeichnet durch den Eigen-Namen. Ist die

wieder gewonnen, so lösen sich der Stupor und Mutismus.
Sehen Sie, irgend eine wichtige Persönlichkeitssubstanz schwindet.

Die Patienten – Lehrmeister der Ich-Störungen
Viele Patienten zeigten mir Elemente des zentralen Erlebnisdefizites ihres Ich-Bewusstseins. Das war und ist ergreifend, bewegend, es formt die Erfahrung von Psychopathologie als Grundlage der Information, was der Patient nicht mehr hat oder kann, was er als Hilfe zum Wiedergewinn braucht und annehmen kann.
So sagte der katatone H., der immer wieder hyperventilierte: „Ich muss das machen, damit ich weiß, dass ich noch lebe." Der elementare Lebensvorgang der Atmung muss als Gegenmaßnahme, Selbstrettungs-Anstrengung forciert wiederholt werden. Daraus ist der Hinweis für den Therapeuten abzulesen: was H. nicht mehr kann, verloren hat und was er braucht *(Ich-Vitalitäts-Störung)*.
Von lebendem Totsein, Zeitstillstand und Fehlen der Identität schreibt Deborah:
Ist alles lebendig oder alles tot?
Ist Todesnot oder Lebensnot?
Ein Mensch in Not,
weil lebend tot.
Die Zeit steht still – wer bin ich?
K. erstarrte in seinen Stereotypien: Öffnen und Schließen der Hände war die einzige Bewegung, die er in seinem Stupor und Mutismus noch zu Wege brachte. Nach Stunden konnte er auf die wiederholte Bitte zu sagen, warum er das machen müsse, antworten: „Dann weiß ich, dass ich mich noch aus Eigenem bewegen kann" *(Ich-Aktivitäts-Störung)*.
Bei J. löste jede Bewegung von Gelenken und das damit verbundene Geräusch von Knacksen Panik aus, sein Körper zerfalle. Er lernte in

geführten Bewegungen des tastenden Begreifens wieder die Gewissheit des sicheren Zusammenhangs seines Leibes *(Ich-Konsistenz-Kohärenz-Störung)*. L. musste sich die Haut reiben, manchmal schmerzhaft kneifen – sie hatte die Sicherheit dieser Leib-Grenze verloren *(Ich-Demarkations-Störung)*. R. sagte: „Rechts bin ich mein Vater, links meine Mutter – Ich selber spüre mich nicht als eigene" *(Ich-Identitäts-Störung)*.

„Es geht immer um mich", sagte R. Das ist wie eine Zusammenfassung der Pathologien des Selbst. Die schwere Ich-Erlebnis-Störung im schizophrenen Syndrom betrifft diese basalen Dimensionen des Ich: Vitalität, Aktivität, Konsistenz-Kohärenz, Demarkation, Identität. Dieses Person-Sein in einem dem Gesunden fraglosen Ich-bin-ich-selbst ist bedroht, ganz oder teilweise verloren gegangen. Damit ist die Gemeinschafts- und Beziehungsfähigkeit gestört, der Realitätsbezug verloren, der verlässliche Boden der Alltagswirklichkeit unsicher, das Gehäuse des Selbstseins bedroht, die Welt in Chaos und Untergang geraten: *Isolation, Alienation, eigentliche Heimat- und Wohnungslosigkeit.*

„Ich wohne nicht", sagte Christine. „Wo sind Sie denn?" – „Unter den Lidern."

Das Mädchen
    Ein verwehtes Lächeln.
    Nur wenige Worte
    orten den Raum ihres Schweigens,
    ihre wunde Welt.
    Die neue Zeit –
    ich bin allein – im Dunkeln.
    Der Kopf – nicht meiner.
    nur ich hab' eine Nase,
    eine neue Nase.

„Ich bin ein Mensch wie ihr" – Selbstmitteilungen

Die Wohnung ist nicht unsere:
ein neues Klima – ungesund.
Nichts ist gewiss:
ich weiß nicht.
ich meine nicht.
Wo ich wohne?
– weiß nicht.
Ich wohne nicht.
Ich bin unter meinen Augen
– unter meinen Lidern.

Das sind die Worte der jungen Patientin, von mir zusammengefügt zu diesem Bild ihrer Situation: nirgends zu Hause, weder in sich noch der Welt. Eigentliche Wohnungsnot, Heimatlosigkeit, Selbstverlorenheit, Weltfremdheit. Zu dieser Situation von Christine passt das Bild, das sie gemalt hat (siehe S. 3). Dieses Gemälde von Christine ist eine sehr eindrückliche Darstellung von Unbehaustheit, Grenzstörung, ubiquitärer Bedrohung, Einsamkeit und Verlassenheit: ein in die Nacht und in die Bodenlosigkeit gestelltes Haus, zum Teil ohne Wände, ohne Abschirmung, Grenze, Schutz. Wildtiere treten, dringen ein, verschmelzen mit dem inneren, wie von Feuersbrunst erfüllten Hausteil. Im Zentrum des Hauses, in der Küche, am Herd ist niemand, das Haus ist menschenleer, das abwesende Ich, ohne fraglos gespürtes und belebtes Selbst. Der Topf kocht über, der Inhalt fließt aus: keine Kontrolle, kein Wächter, kein Hüter, kein „Hirte des Seins". Aus dem Dunkel, welches das Haus umgibt, dringen Bedrohungen von allen Seiten auf und in das Haus: der Sturmwind gestaltet sich zum Dämon mit Lanze und Giftatem, selbst der Rauch aus dem Kamin, eigentlich zentrifugal, wird verkehrt, verrückt zur zentripetalen dämonischen Attacke auf dieses Fragment eines Hauses, eines Selbst-Gehäuses.

So trugen viele Patienten bei zur Entstehung einer Vorstellung, was es für den Betroffenen heiße, schizophren zu sein, was diese Menschen verloren haben und was sie wiederhergestellt bräuchten. Von dieser schweren Ich-Krankheit, die seit Eugen Bleuler Schizophrenie heißt, entsteht so ein anderes Bild als das nach Diagnosenmanualen erstellte. Erst auf diesem Boden gewinnen Lehrbuchtexte affektiv-kognitive Anschauungskraft.

Wie viel von diesen Ich-Störungen die Psychiater des 19. Jahrhunderts schon kannten, wurde mir erst später bei Ausflügen in die Geschichte der Psychiatrie vor Kraepelin und Bleuler deutlich (Scharfetter 1973, 1975b, 1987a, b, 1995a,1996a, 2009, 2011, 2012).

Aus den vielen lehrreichen Begegnungen heben sich einige als besonders eindrücklich heraus, wegen der Klarheit der Introspektion, der Fähigkeit zur Selbstreflexion und der Sprachbegabung, die existentielle Not des Schizophrenen mitzuteilen, seine fundamentale Weltfremdheit und sein Anderssein und gleichzeitig doch selbsterfahrender und mitteilender Ich-Träger wie andere Menschen auch.

Prodromale partizipatorische Identifikation des Fremdlings
Schon im Vorfeld einer schizophrenen Psychose kann eine besondere, auch gefährdende, überlastende Sensibilität, Empfindsamkeit partizipatorischer Einfühlung, aber auch Empfindlichkeit im Sinne erhöhter Verletzlichkeit da sein. Ein eindrückliches Beispiel dafür ist der Brief des 15-jährigen Ueli an seine Eltern.

Dieser Brief drückt in der empathischen Identifikation mit der gequälten Kreatur deutlich das „Tua res agitur" aus (da geschieht Eigenes). Die gleichzeitig entstandenen Zeichnungen (s. Abb. 4) geben von der Bedrohung Kunde. Wenig später verfiel Ueli in eine Jahrzehnte bis zu seinem Tod währende schizophrene Psychose.

"Ich bin ein Mensch wie ihr" - Selbstmitteilungen

Maikäfer-Brief (Unterstreichungen gemäß Originalbrief)
Dass ich die Turnsachen gerade noch zur rechten Zeit erhielt verdanke ich wohl einer guten Tat. Ich rettete nämlich kurz vorher einem Maikäfer das Leben. Tausend andere musst ich jedoch ihrem Schicksal überlassen, und sie wurden rücksichtslos zerstampft. Das Motiv zu meiner Rettungsaction war folgendes: Ich dachte mich nämlich in die Lage dieses Maikäfers hinein und stellte mich als diesen Maikäfer vor. Wenn nämlich plötzlich große Riesen kämen (dachte ich mir) und Tausende von uns zerstampfen würden und die fliehenden zurückschlagen würden; wie froh wäre ich da, wenn eines dieser Ungetüme mich aus dem <u>Blutbad</u> seiner Genossen retten würde und mich in eine sichere Gegend brächte, in der ein Tisch mit Ananas, Fruchtsalat und Orangen und Kirschen stände (Ich setzte ihn nämlich auf einen Kirschbaum in geschützter Lage). Man muss sich auch die <u>entsetzliche Todesangst</u> dieser armen Geschöpfe vorstellen, die immer wenn sie verzweifelt fortfliegen wollten, von roher Hand wieder auf die Erde geschmettert wurden und dort noch mit gebrochenen Beinen eine Zeitlang in ihrer Todesqual liegen mussten, bis sie gänzlich zerstampft wurden<u>, andere aber wurden übersehen. und da sie mit zerbrochenen Flügeln nicht fliehen konnten noch stundenlang</u> (Die Stunden kommen diesen Tieren wahrscheinlich wie Tage vor<u>) in ihrer Qual gelassen</u>. Einige davon werden, um ihre Qual auf den Höhepunkt des erträglichen zu steigern, noch halb von einem Rad überfahren worden sein. Ich hoffe nur, dass sie vor Schmerzen bald ohnmächtig werden konnten. Aber leider können Maikäfer nicht ohnmächtig werden. <u>Sie haben das Vergnügen ihre unerträglichen Qualen bis zum letzten Stündchen voll und ganz auszukosten.</u> Ich dachte dabei: vielleicht hat ein schwerverletzter Soldat in Russland genau dieselben Qualen auszustehen. Aber dieser Soldat wird wenigstens in ein Lazarett gebracht, mit Aufopferung gepflegt; hat Hoffnung gesund zu werden und sein Leben weiter zu genießen. Diese unschuldigen <u>Geschöpfe</u> aber, die <u>nie jemandem</u>

etwas zuleide taten, müssen aber ohne Hilfe elendiglich verenden. Von den Gefallenen im Menschenkrieg werden nach ihrem Tode (was ihnen zwar nicht mehr nützt) Reden gehalten, in denen sie in allen Tonarten verherrlicht werden. Wer aber spricht von den Maikäfern, die noch viel entsetzlichere Leiden ausstehen mussten? Ja, sie werden in ihrer Todesqual noch von gewissen Leuten wohlgefällig und mit Verachtung betrachtet. Sind die Maikäfer wirklich so schädlich, dass sie solche Qualen verdient haben? (Ein Maikäfer leidet in einer solchen Lage viel mehr, als Jesus, als er am Kreuz hing. Man sollte das einmal einem gläubigen Christ sagen und schauen, was geschehen würde!)
Die Maikäfer haben nie den Menschen auch nur 1/1000stel des Schadens zugefügt, den diese sich selbst zufügen. Belk bekam lebenslänglich Zuchthaus, was etwa der 100. Teil der Strafe ist, zu der wir einen solchen Maikäfer verurteilen, der praktisch nichts, aber auch gar nichts der Menschheit geschadet hat. Die Menschen sind an ihrem Elend selber schuld, die Maikäfer sind völlig unschuldig und wehrlos. Man betrachte einmal einen Maikäferkopf. Die gutmütigen Augen, die einen je nachdem traurig oder voller Witz anschauen. Und man betrachte auch das von Schmerz entstellte Antlitz eines leidenden Maikäfers! Besonders Eindruck hat mir ein halb-zerquetschter Maikäfer gemacht, der seine buschigen Fühler hilflos hin und her wackeln ließ und seine Augen nach allen Richtungen schweifen ließ, ob nicht jemand käme, der ihn von seiner Qual erlösen würde. Ich erlöste ihn dann auch davon.
Wenn man sich das alles vergegenwärtigt, wird man sich das herrliche unbeschreiblich-frohe Gefühl des Maikäfers vorstellen können, den ich seinem furchtbaren Schicksal entriss und auf einen Kirschbaum brachte, wo er sich seines kurzen Käferdaseins noch einige Tage erfreuen kann...

Zur gleichen Zeit entstand die „Zeichnung für den Muttertag" von Ueli (Abb. 4).

„Ich bin ein Mensch wie ihr" – Selbstmitteilungen

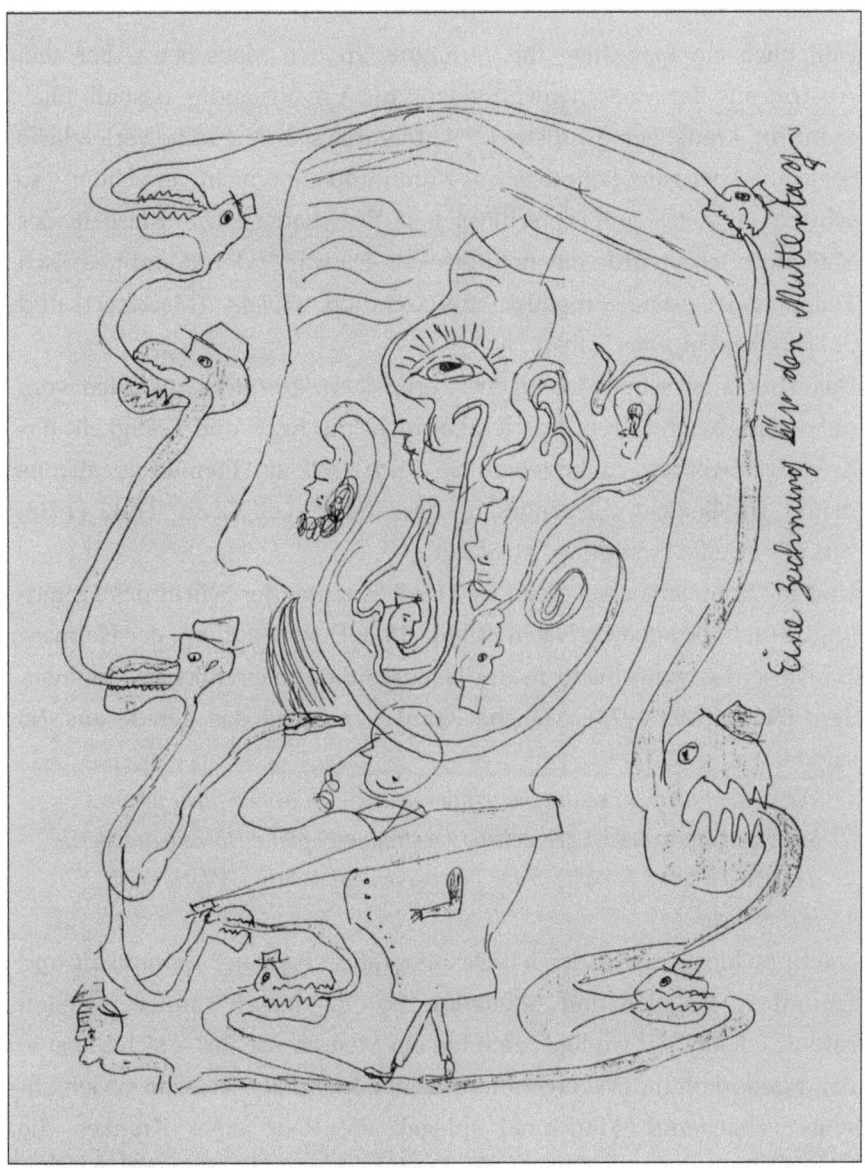

Abb. 4: „Eine Zeichnung für den Muttertag".

„Ich bin ein Mensch wie ihr" – Selbstmitteilungen

Ueli blieb ein Fremdling im Verhältnis zu den Menschen. Aber sein Austritt aus der Menschenwelt gelang nur unvollständig, deshalb blieb er infirm, krank. Seine autistische Autonomie schirmte seine verletzliche Seele ab. Aber ganz konnte er auf Kommunikation nicht verzichten – so schrieb er Zettel mit verschlüsselten Botschaften. Die Klarheit des Maikäferbriefes wurde nie mehr erreicht. Da war er der identifikatorisch Teilhabende, seine Empathie transzendiert Objekt (Maikäfer) und Subjekt (sein eigenes Selbst).

Das Thema ist schon das eigene Zerbrechen, Zerquetschtwerden vom unbewältigbaren Leben. Das Ich hat nicht die Kraft und Festigkeit, das Erwachsenwerden zu bestehen. So blieb Ueli ein Fremdling, alienus mente. Im Gedicht „Siebengesang des Todes" von Georg Trakl (1938) tritt der „weiße Fremdling" (138) auf.

Und in "Sommersneige" heißt es: „Und es läutet der Schritt des Fremdlings durch die silberne Nacht" (ibid., 167). Der Fremdling, der Heimat-, Hauslose. Er wohnt nicht in der Geborgenheit menschlichen Miteinanders (Scharfetter 1978). Manche Kranke sprechen das gerade aus. So sagte R.:

Wenn ich nur nicht so durcheinander wäre ... ich wohne nicht mehr...
Kopf und Herz, das ist gebrochen, die stimmen nicht mehr miteinander...
da habe ich keine Sprache mehr... da verschlägt es mir ... Worte sind
nichts mehr...

Die Sprachlosigkeit in der Ich-Desintegration bedeutet Einsamkeit und Fremdheit, Isolation und Alienation. So ein Mensch kann verzweifelt rufen: „Ich bin, der ich bin", „Ich bin ein Mensch wie ihr" – sich selbst in der Wiederholung (Verbigeration) seiner Identität, gar seines Menschseins versichernd. Manchmal spiegelt die Rede eines Kranken die Übermächtigung von Chaos, die Desintegration, Fragmentation, Auflösung. Dieses Selbsterleben findet seinen Ausdruck in *Paralogik* (nicht nachvollziehbare Verknüpfungen), *Paraphasie* (für den Hörer nicht in den Kontext passende Worte), *Inkohärenz* (Zusammenhangsverlust) bis zur *Schizophasie* (Sprachzerfall). Ein Beispiel dazu:

Ich habe gehört, ich sei die Elisabeth. Sehr wahrscheinlich haben sie gehört, wie sie das Hirn abziehen... Man will probieren, mir den Weltuntergang zu stoppen, ... Gedanken aberhäupten ... Himmelwind und Wetter und dass die Leute in andere Stimmung kommen, dass nenne ich absegmentieren. Auch der Hauswind, das Kraftsegmentierung ... ich sah das Morden, ich hätte Hypnose produzieren sollen, das kommt von dem, der sich Kaiser nennt... Man merkt, dass man im Körper geschändet wird ... Ich sah, wie mir das Hirn abgezogen wurde, es war wie eine weiße Wolke, die aus dem Hirn herauskam, als man mir das Hirn abzog. Auch sah ich dann ein Engelbüebli, der hat mir im Himmel wieder das Hirn gegeben. Hunderte von Schlangen haben sich durch mich hindurchgebohrt, in meinen Kopf, in meinen Leib, in meinen Hals. Die Schlangen haben mein Hirn gefressen. Es ist, als ob sie mich dumm machen wollten, aber dann hat mir die Gute geholfen und die Wunden wieder geheilt. Eine von den Schlangen war riesig groß, es war eine Boa, die ist in meinen Hals und hat dort ein Stück herausgerissen...

Auf die Frage, ob sie die Schlangen denn wirklich gesehen habe:

Man hätte können alles sichtbar machen, aber ich wollte es nicht sehen. Es ist wie ein Märli, wie ein Traum in wachem Zustand. Gott hat die Lebensuhren in mir eingestellt. ... Wir sind unter Dökter und Professoren unter Kontrolle im Gehirn gestellt. Wenn man sie nicht kennt, töten sie einen.

Seele, man kann schön leben und schaffen aber man geht kaputt. Es ist auch wie Sequestrierung, die der liebe Gott dann heilt mit Salben, Verbänden und Maschinen ins Herz getan.

Einzelne Worte können gewichtige Bedeutungsträger bleiben – sie tauchen dann in sonst weitgehend unverständlichem Zusammenhang wiederholt auf, zum Teil verformt in der Klangassoziation: Die Uhr – kaputt – Urgroßmutter – Uhr.

Die Uhr, ja der Zeiger an der Wand ist vielleicht kaputt, die Urgroß-
mutter, kennen Sie denn die Urgroßmutter ... Wenn er lebenlebendig ist,
... Was weiß ich, ob meine Uhr noch lebt ... Dennoch obwohl, ein Bruder
der Stohl ... Der Bruder ist der gestört oder sagten sie sie hätten ihn
verhört ... Der beste Bruder, der beste Cadillac ... Besser stärkender ...
Die Idee der Gedanken vergessen ... Und auch das Unbekannte von Gott
gestohlen worden war ... Auch au ... oder hätten Sie geglaubt, was in der
Bibel steht ... Hätten Sie es persönlich geglaubt?

Wenn die Selbststeuerung und die Sicherheit des Eigenen (Ich-Aktivität) als kohärenter Lebensverband verloren gegangen sind, „fallen die Worte aus dem Mund":

Wissen Sie, ich versuche die Worte zu sammeln, die aus meinem Mund
fallen.

Die Not des Ich-Verlustes in der schizophrenen Psychose bringt verzweifelte *Selbstrettungsbemühungen (autotherapeutische Anstrengungen)* in Gang, das Elend zu überwinden: in der megalomanen Selbstüberhöhung wird Titel, Funktion, Rolle, Identität verwandelt. Diese autistische Wahnwirklichkeit des Kranken entrückt ihn aus der Gemeinschaft. Dazu folgender Brief von K.:

Lieber Vater!
Nach bald 5-Jähriger abwesenheit, schreibe ich Dir entlich einmal. Wie
Du ja schon erfahren hast, bin ich auf neue von Herrn Prof. Bleuler als
Patient ernannt werden. Der Krankheitsbefund lautet Schatten auf der
Lunge. Ich bin deshalb gezwungen in Militärdienst zu bleiben, und die
Beförderung durch die Universität in Zürich anzunehmen. Dieselbe hat

mir den Namen geändert. Weil alles Papst Titularen sind. Ich war bis jetzt Assistent bei Prof. H. W. Meier. Denn man holte mich, zuhanden von Prof. H. W. Meier im Burghölzli Zürich. Bis jetzt habe ich kein Aufnahme Untersuch durch gemacht. Ich hatte keine andere Wahl als Medizin zu studieren. In der Zwischenzeit wurde ich in alle Amtsstellen gewählt. Die ich auch noch studieren musste. Ich war ja nur auf Piquet entlassen, folge dessen musste ich annehmen, dass der General Guisan mich holen liess um meine Studien zu vollenden. Zudem musste ich abverdienen, zu gleich absitzen. Im Jahre 1939 absolvierte ich die Gotthard-Zentralschule in Airolo und Ambri-Solten. Dort verunglückte ich am Bahnstrom. Hier schicke ich Dir die gewünschten Chocoladen-Coupon Dez. 1944. Mit freundlichen Gruss von Deinem Sohn, Herr Dr. Emil Bührle, Generaldirektor in Firma Bührle & Comp. W. W. O. Werkzeugmaschinenfabrik Oerlikon.

Von K. stammt diese Zeichnung, eine Kontamination von Menschenfigur und Haus (Abb. 5).

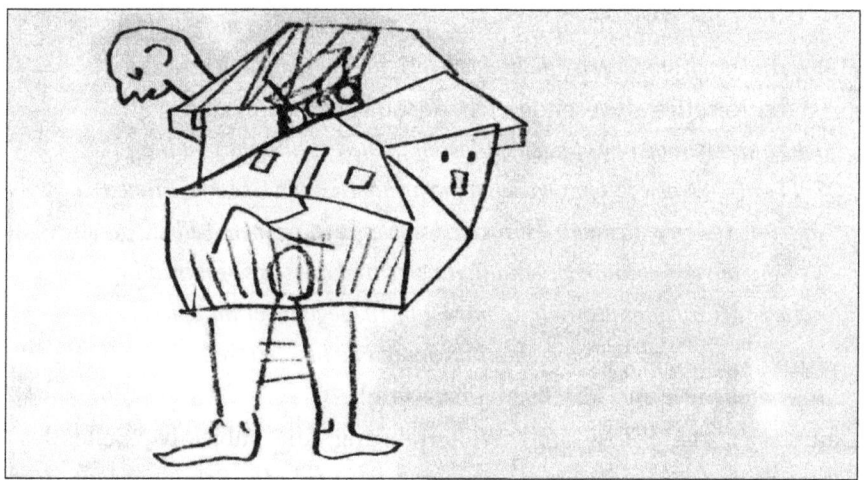

Abb. 5: Zeichnung Mensch-Haus

Selbstentfremdung und Verlust der Intersubjektivität

Manche Patienten können die sogenannten kognitiven Störungen präzise beschreiben: die zur Anspannung, Dauermüdigkeit, Erschöpfung führende Anstrengung, die Alltagsdinge richtig im Sinne von zwischenmenschlich-verbindlich zu erkennen, einzuordnen, zu verknüpfen, Vorstellung und Realität, „die ich und wir einbezieht", zur Übereinstimmung zu bringen, die Aufmerksamkeit wach und konzentriert zu halten, Worte, Tätigkeiten, Einsichten, Erfahrungen wiederzugeben, verschiedene Sinneseindrücke zu verbinden und in Handlungen umzusetzen. Der Verlust der Automatismen, der Routine führt zu erschöpfender steter Anstrengung in erhöhter Selbstkontrolle, die die Automatismen aber selbst wieder bremst. Gefühlsmäßige Stellungnahmen wie angenehm-unangenehm gelingen nicht mehr, weil im Ich-Verlust keine einheitliche Zentrale einer solchen Abwägung mehr erlebt wird. Und wo das Ich nicht fraglos-selbstverständlich gegenwärtig ist, kann Beziehung nicht spielen:

Ich verstehe die Zeichen des gegenseitigen Austausches nicht.. . . Das Wort, das ich spreche, ist nicht das Wort, das den anderen erreicht.

Es ist der Rest des abwesenden Ich, der solches erfährt und sagt.

Ich kann mich nicht auf mich verlassen ... diese Selbstentfremdung ... ich besitze keinen festen Ort in meinem Innern ... da ist keine Einheit ... die innere Zerspaltenheit ... ein zweites Wesen in meinem Leib ... zwei Wesen, die wider einander sind ... inneres und äusseres stimmen in keiner Identifikation überein ... mir ist mein Gegenüber im Spiegel fremd ... für mein Selbstverständnis bin ich nicht ... ein so tief gespaltenes Wesen ... die innere Erstickung ...

Dann wird die Selbst- und Welterfahrung, die subjektive Seite des Schizophren-Seins ergreifend gegenwärtig und die Schwierigkeit des kontinuierlichen Kontaktes mit dem entschwindenden, aufgelösten Ich, das nur noch in Resten da ist, die schmerzlich das Defizit registrieren und sogar davon sagen und schreiben. Da wird auch die Größe und Schwierigkeit der therapeutischen Aufgabe deutlich: an der Wiederherstellung eines Ich mitzuhelfen. Das Grundlegende dabei ist das Sich-zur-Verfügung-Halten, das Dasein-für, die Begleitung ohne Bevormundung, im besten Fall reine Präsenz.

So sagte R. nach Abklingen des katatonen Stupors auf die Frage, was die Anwesenheit des Therapeuten ihm bedeutet habe: „Es ist gut, wenn jemand da ist, der auf einen eingeht." Wenn aber niemand da ist, der beisteht, wenn soziale Kontrolle fehlt, verliert sich der Kranke noch leichter in die dereell-autistische Wahnwelt.

„Ich bin nicht"

Das ist die oft angetroffene Selbstmitteilung der von der schizophrenen Ich-Krankheit betroffenen Männer und Frauen. Introspektions- und sprachbegabte Patienten bringen in zahlreichen Formulierungen immer wieder dieselbe Grundthematik zum Ausdruck: sich seiner selbst nicht sicher sein, sein Ich verloren haben, nicht wissen, wer man ist, sich selbst nicht mehr spüren, sich nicht mehr als eigenes Wesen abgrenzen und auf andere beziehen können, sich innerlich zerspalten, zerrissen, in Auflösung erfahren – ja sich als nicht-existent, als tot, „lebendig tot", erstickt, mumifiziert erfahren.

Selbst die darin liegende tiefe Paradoxie kann erkannt und ausgesprochen werden: dass da noch ein Beobachter-Ich, ein Ich-Rest da ist, der leidet, der den Untergang, ja das Nicht-mehr-Sein erlebt und zu anderen davon spricht.

Von diesem Ich-Verlust akut und schwer betroffene, überwältigte Patienten erstarren in Reglosigkeit, verstummen in Sprachlosigkeit. Menschen aus Kulturen, die weniger Wert legen auf Selbstbeobachtung,

Reflexion und Vermögen zur Versprachlichung von Selbsterfahrung als die westliche Kultur, reagieren mit Erstarrung oder agieren im Bewegungssturm auf diesen Ich-Verlust. Manche können vielleicht noch sagen: Es ist schlecht. Es geht nicht (mehr). Der westlich geschulte Psychiater mag sich dann ratlos finden in der Differentialdiagnose Schizophrenie oder schwere Depression.

Selbstschilderung einer Psychose
Herbert Sch. berichtete retrospektiv von der Veränderung von Selbst und Welt, Zeit und Raum, vom Verlust des Realitätsbezuges oder des Bodens, vom traumartig verlorenen Bewusstseinszustand in der Psychose. Herr Sch. hatte mit 16 Jahren begonnen, Tagebücher zu schreiben, und führte dies durch schwierigste Lebensepochen schizophrener Episoden (erstmals mit 22 Jahren) bis zu seinem Suizid im 33. Lebensjahr weiter. Testamentarisch wünschte er eine wissenschaftliche Bearbeitung seiner Texte (2452 Seiten). Dies geschah erstmals ausführlich in einer Dissertation (Hauck 1996).
Ich bringe hier seine Retrospektive auf seine zweite schizophrene Episode (im 29. Lebensjahr), an einem kalten Sonntag im Januar 1983:

Beim Nervenzusammenbruch, dem jüngsten in Zürich fuhr ich mit dem 3er Trämli zum Bahnhof, denn ich glaubte, alle Leute wollten nach Amerika auswandern, fliehen vor der Okkupation der Schweiz durch Russland – ich hingegen wollte nach Hause nach Sursee fahren um die Wiedergeburt meines Vaters auf dem Grab mitzuverfolgen. Im Bahnhofgebäude aber erloschen fortwährend die Reisedestinationen bis schließlich die Anzeigetafel leer war. Einen Augenblick lang wollte ich auf dem Geleise nach Sursee wandern denn ich hatte ja Proviant bei mir, die fünf Frigorschokoladentafeln für alle meine Geschwister und mich als Notvorrat gedacht.

Dann aber ging ich zurück zum Tramperron 3 (in Richtung Kunsthaus). Es war bitter kalt und ich setzte mich auf eine Bank und rief ab und zu hier ist Moskau oder Radio DRS 2. Ein Flugzeug nach dem andern startete von Kloten aus und dröhnte über unsere Köpfe. Einiges Volk stieg in die Trämmli und fuhr gegen Kloten, so schien es mir. – Alle Wege führten nach Amerika.
Es kam keine 3, so stieg ich nach sehr langer Zeit in die einzige 6 die noch unterwegs war und dachte irgendwie komme ich schon nach Hause. Die Drei fuhr los beim Central musste der Trämmler aussteigen und die Weiche die zum Kunsthaus führte zurückstellen. Im Tram lag eine Zeitung ich las einen Artikel und gab die Zeitung einer Frau mit den Worten: „Bewahren Sie die Zeitung auf." Denn es schien mir wichtig, dass dieser Artikel von dem ich nicht weiß, was er enthielt, der Nachwelt nach dem großen Chaos erhalten blieb.
Wir kamen bei der ETH vorbei und ich stieg aus und ging zu Fuss zum Kunsthaus. Auf den Parkplätzen vis à vis dem Kunsthaus bei der Traminsel hatte ein Herr mit einem Amerikanerauto geparkt. Ich erschrak ein bisschen, es war der verstorbene Breshnev er fingerte in seinem Portemonnaie und suchte nach einem Fünfziger an einem Sonntag. Funktioniert er fragte ich auf schweizerdeutsch den Auferstandenen und er sagte gut hörbar ja, ja ebenfalls im Dialekt. Ich war die Komik gewohnt, so dass ich später im Kunsthaus alle eintreffenden Konverenzteilnehmer ebenfalls auf deutsch ansprach seien es nun Franzosen oder Italiener gewesen ich hatte das Gfühl wir verstehen uns bestens. Von den Konverenzteilnehmern wurde das Mittagsmahl eingenommen – ich hatte nur ein Schweppes vor mir und das leer doch kein Kellner fragte mich ob ich noch etwas trinken wolle oder gar essen.
Irgendeinmal nahm ich eine der Schokoladen hervor und vertilgte sie mit

Grimassen-schneiden. Der letzte Konverenzteilnehmer war ein älterer Herr, dem Tode ins Auge sehend dachte ich. Dann verliess ich das Kunsthaus denn mit E. hatte ich ja erst auf Mittwoch abgemacht und ging in Richtung Bahnhof um meine Tasche zu holen die ich stehenliess. Da kam plötzlich ein Auto auf mich zugefahren gegen das Trottoir im letzten Augenblick riss der Fahrer das Steuer herum und ich konnte weitergehen.

Ob ich zum Bahnhof kam oder nicht und wie ich zurückkam habe ich nur noch vage im Gedächtnis aber dann als ich gerade auf dem Pflaster am Anfang der Kirchgasse in die Winkelwiese einmünden wollte, gab mir ein wildfremdes Mädchen eine Ohrfeige und sagte: „Du hast ja nichts zwischen den Beinen" Ich entgegnete ihr: „Du hast wohl Drogen genommen." Daraufhin ging ich heim und ich fragte mich nun wieso ich nicht zu Hause blieb, damit hätte der Spuk ein Ende genommen. Ein Vieber-Traum, den ich in der vorherigen Nacht hatte war wohl der Auslöser.

Ich glaubte, das jüngste Gericht finde im Kunsthausrestaurant statt und so ging ich nochmals hin – einen Augenblick lang hatte ich sogar überlegt, ob ich wohl nackt hingehen müsse, doch ging ich dann doch in Kleidern. ... Nun ging ich also noch einmal ins Kunsthaus. Ich war frustriert das jüngste Gericht fand nicht statt irgendwie schaltete dann das Unterbewusste auf Selbstbefriedigung. Ich öffnete den Reißverschluss und hielt die Hand an den Ort. – mehr getraute ich nicht, ich war doch in einem Restaurant. Da kam schon die Polizei. Von zwei Beamten in Uniformen wurde ich unter den Armen gepackt und zum Auto geschleppt. Dumpf schlug ich auf dem Blech auf und wusste nichts mehr (25/12.8.83).

Das anschauliche Bild seines psychotischen Erlebens wird durch spätere Eintragungen ergänzt.

„Ich bin ein Mensch wie ihr" – Selbstmitteilungen

Ich konnte am Sonntagmorgen gut zwischen Menschen die lebten und solchen die „auferstanden" waren unterscheiden. Ich glaubte, im Osten lebten lauter auferstandene Menschen. Was es damit auf sich hat kann ich heute nicht erklären. Menschen, die einmal gebrochen wurden, haben ein anderes Bewusstsein und haben damit auch einen anderen Gesichtsausdruck. Ich hatte das Gefühl das Leben hier und jetzt drehe sich um den Tod und es ständen laufend Leute von den Toten auf. So erschien mir Hr. R. in der psychiatrischen Klinik als mein Großvater väterlicherseits in jüngeren Jahren, er hatte tatsächlich wesentliche Charakterzüge meines Großvaters von der Zeit als ich noch ein Junge war. Er bewegte seine Beine aber (nicht wie mein Großvater) wie ein Ritter des Mittelalters oder wie ein Astronaut auf dem Mond der gleich vom Boden abheben will. Alles Begriffsverwirrung würde da manch einer sagen. Ich aber glaube, dass ich da etwas wesentlichem auf der Spur bin.

Der andere Gedanke, den ich hatte, ein ausserirdisches Wesen wolle sich in meinen Körper einschleichen, scheint mir da der Schlüssel zu sein. Irgendwie merkte ich im Krankenhausbett des Burghölzli wie der Zimmerkumpane auf jede noch so kleine Bewegung und selbst auf Gefühle die mich beherrschten reagierte. Es war so, wie wenn ein ausserirdisches Wesen zwischen Ihm und mir oszillierte. Dies fiel in die Zeit als Tür um Tür in die Angeln knallte ohne dass sie jemand betätigt hätte, und kurz nach dem Erlebnis am Telefon mit E. als ein Wirbelsturm sich über unsere Domizile brauste (26/10.11.83).

Einen Monat nach seiner Entlassung aus der Klinik schrieb Herbert:

Was ist der Sinn des Lebens, das ist die Frage, die ich mir in letzter Zeit des öftern gestellt hatte.

Im Anschluss an diese Frage, die ihn immer öfter beschäftigte, folgen Erinnerungen an die Zeit in der Klinik.

Ich fuhr in diesem Traumzustand mit dem gesamten Klinikgebäude im Weltall und hatte nur auszuharren und mich vor dem E. T. das übrigens in mich hineinschlüpfte und Darmkontraktionen auslöste in Acht zu nehmen. (...) Bei dieser Weltraumfahrt, d.h. kurz davor oder danach oder darin eingeflochten versuchte ich dem Grund meines Aufenthalts in der Klinik nachzugehen und erlebte dabei phantastisches. So erlebte ich meine Situation x-mal in verschiedenen Varianten immer in der Furcht etwas ganz schreckliches müsse passieren, – und es gab immer eine Wende zum Guten. Ist das vielleicht sinnbildlich für meine Situation in der ich stecke?

Später einmal hatte ich (...) einen leichten Rückfall in dem ich die Kurven der Trams immer enger werden sah strebend nach einem rechten Winkel und die Häuser wurden immer grösser gebaut (Universität). Und der Untergrund schien sich langsam fast unmerklich zu heben und zu senken wie die Wellen die von globaler Ausbreitung wären. Und dabei erfuhr ich sehr stark die Verrücktheiten des Fortschritts physisch am eigenen Leibe. Nie zuvor war mir der Fortschritt so frappant in die Augen gesprungen. Nie zuvor war ich den Naturgewalten so nahe gekommen (25/28.4.83).

Bei meinem Aufenthalt im Januar im Burghölzli hat sich beim Mittagessen in meiner rechten Hand plötzlich ein Löffel verknotet – ein paranormales Phänomen. Dabei bin ich erschrocken und ich wusste nachher nicht mehr genau ob ich mich nur getäuscht hatte und der Knoten schon vorher im Löffelstiel war (25/9.11. 83).

Diese Selbstschilderung des psychotischen Erlebens zeigt eindrücklich die Verwandlung von Ich und Welt in Zeit und Raum, in ihren Bedeutungen, Anmutungen, Verweisungen. Aufgehoben sind die Grenzen von Realität und Wahnwelt, aufgehoben auch die Grenzen zwischen ihm selbst und den andern. Aufgehoben sind auch die Regeln von logisch-linearer Verknüpfung. Das Generalthema, das ihn an jenem Sonntagmorgen nach gequält-schlafloser Nacht überfiel, ist der Tod. In mannigfacher Form war der persönliche und der Untergang der Schweiz, der Welt, der Menschheit da. Nur spärlich war auch das Gegenteil bemerkbar, z.B. in der Vorstellung der Wiedergeburt des Vaters und der Auferstehung, der Wiederkehr der Toten.

Hierher gehört auch das Thema des jüngsten Gerichts. Wahnhafte Personenverkennungen und auf dieser Basis absonderliches Sich-in-Beziehung-Setzen mit Fremden geschahen vielfach. Andererseits verschwand zum Teil die Berücksichtigung der Umgebung – etwa als er dem Impuls zur Selbstentblößung folgte. Gerade in diesem Erlebnis wird sein Getrieben-Sein, das wie automatenhafte Handeln ohne selbstbesonnene Übersicht, sein Defizit an Introspektion und Abstandnehmen deutlich.

Diesem Mangel an kontinuierlichem Ich-Bezug und Verknüpfung der Ereignisse entspricht die Unverbundenheit der von H. berichteten Geschehnisse, welche wie unerklärliche und damit für den nachvollziehenden Leser verwirrende Fragmente eintreffen und so das Bild des Chaotischen, der Destrukturierung erschütternd deutlich machen. Dabei ist inneres und äußeres Chaos, Ich-Desintegration und Weltuntergang, Ich-Veränderung und Verwandlung der Welt nicht unterschieden.

Im Rückblick nannte H. den psychotischen Ausnahmezustand des Bewusstseins „Traumzustand". Darin bewegte er sich im Weltall, in ständiger Furcht vor einer Katastrophe. Die Veränderung der optischen Wahrnehmungswelt ist am Beispiel der veränderten Tramgeleise und der Proportionen der Häuser (Makropsie) deutlich. Der Boden, das Fundament der Erde und seiner selbst, war nicht mehr stabil: er erlebte es wie Wellen – ausgesetzt den Naturgewalten.

„Ich bin ein Mensch wie ihr" – Selbstmitteilungen

Die Denkanstrengung von Herbert ist in dem „Gedicht" aus seinen Tagebüchern besonders eindringlich: dass das Denken gelingt, ist eine freudige Selbsterfahrung.
Worum geht es: „Dass ich bin" – um das Sich-Selbst-Sein.

Gedicht

mich freut,	dass	ich	denke	
	dass	ich	denke	
		ich	denke	
			denken	
denken,	dass es	mich	freut	
	dass es	mich	freut	
		mich	freut	
			freut	
			freuen	
			freuen	darüber
				darüber
				darüber denken
denken,	dass	ich es bin		
	dass	ich es bin		
	ich	bin		
		sein		
	sich	sein		
	sich	sein	daran denken	
nur	sich	sein		
	sich	sein		
–werden				

„Gedicht" aus den Tagebüchern von Herbert

Ich und die Welt sind eines

Die mündliche und briefliche Selbstmitteilung von Monique ist ein besonders eindrückliches Dokument der Selbsterfahrung der schizophren genannten Ich-Krankheit. Ich ordne im Folgenden die Textstellen dieser Patientin nach Themen.

Ich-Verlust

Es ist überhaupt kein Ich da ... Ich habe kein Gefühl mehr für den Körper.
Ich bin kein Ich mehr ... Ich spüre das überhaupt nicht.
Ich habe mich selbst verloren.
Nun habe ich kein Ich mehr. Aber um in dieser Welt zu leben, braucht man ein Ich.
Ich habe bewusst durch Akte der Selbstzerstörung mein Ich zerstört.
Ich bin selber gar nichts.
Meine Innenwelt ist unpersönlich geworden.
Meine Gefühle sind nicht menschlich.
Mir fehlt das selbstverständliche Ich ... Und das ist das Kostbarste, was es gibt.

Weltverlust (Alienation)

Ich habe wenig Realitätsbewusstsein... Es ist nicht selbstverständlich.
Die Welt ist nicht selbstverständlich.
Ich habe keine Zeit mehr und keinen Ort, keinen Raum, keine Kausalität.
So wie das Leiden unendlich ist, so ist auch die Zeit unendlich. Ich kann sie nicht fühlen.
Auf der Erde habe ich nie ein Zuhause gehabt. Nie war ich auf der Erde zuhause.
Ich bin auch nicht zuhause in meinem Leib.
Ich weiß, dass die anderen die Welt anders empfinden als ich.
Es ist ein total verfremdetes Leben.

Einsamkeit (Isolation)
Ich bin isoliert.
Ich bin wie unter einer Glocke.
Ich bin so allein.
Die Abwesenheit von Gott ist total.
Am schwersten ist die Kontaktlosigkeit zur Welt.

Entfremdete Beziehung zu anderen Menschen
Ich verstehe die Menschen nicht mehr.
Ich bin isoliert..., allein..., da ist kein Mensch...
Das Wort, das ich spreche, ist nicht das Wort, das den anderen erreicht.

Bodenlosigkeit, Heimatlosigkeit
Wo kein stabiles Ich ist, ist keine verlässliche Welt als menschengemeinsamer Boden da, als Erde, als Realität, als Heimat:
Nie war ich auf der Erde zuhause.
Ich weiß nicht, bin ich im Jenseits oder im Diesseits...
das Einfachste ist furchtbar geworden...
es ist eine unendliche Erdenferne...
das Nirgendland...
die Erde – ein Rätselraum.
Mir fehlen die einfachsten Verbindungsmittel.
Wie oft alles unvereinbar scheint, ohne Zusammenhang fliegt da ein Auge, dort ein Fisch durch den fremden Raum, von dem ich nicht weiß, ob er existiert.
Manchmal erschreckt mich das scheinbar Selbstverständlichste, wenn es da so losgelöst und ohne Zusammenhang in mich eindringt.
Ich habe keinen verlässlichen Boden, bin nicht auf der Erde.
Ich wohne nicht.

"Ich bin ein Mensch wie ihr" – Selbstmitteilungen

Das ist eine existentielle Hölle.
Das Leben ist ferne, unsicher, verloren.
Glaubst Du, dass es möglich wäre, eine Beziehung zu haben zum eigenen Leben?
Ich bin tot – jenseits von tot und lebendig.
Da ist eine wahnsinnige Angst, die letzte Beziehung zur Welt zu verlieren.
Was ich spüre, lässt sich am besten als innere Erstickung beschreiben...

Der Verlust der Identität
Ich ging alle Stufen der Stammesgeschichte des Menschen zurück und wurde selbst zum Tier.
Ich habe richtig gesehen, wie ich das Menschsein verliere.
Ich habe mich wie ein Tier erlebt und gefühlt, z.B. wie eine Fledermaus, die in die Hölle fliegt.
Ich habe keine Identität.

Grenzauflösung (Demarkation)
Ich habe keine Abgrenzung zwischen mir und den anderen.
Was sich zwischen mir und den anderen abspielt, spüre ich als Schwingung und Knacksen im Leib.
Auf einer elementaren Ebene ist das, was zwischen Menschen vorkommt, für mich spürbar. Wenn ich mit Menschen zusammen bin, die mir nicht gut tun, so habe ich mehr Knacksen und Leid – ich kann mich nicht wehren.
Gegen die Mutter bin ich besonders schlecht abgegrenzt. Es ist wie eine Reibung von Kräften aneinander.

„Ich bin ein Mensch wie ihr" – Selbstmitteilungen

Der Zerfall und die Veränderung der menschlichen Beschaffenheit (Kohärenz – Konsistenz)
Ich bin total zerfallen.
Ich hatte weder Bewusstsein vom Körper noch vom Geist.
Die gesunden Teile, es sind schon noch welche in mir, aber sie sind unverbunden. Das Ganze fehlt.
Das Ich zerrinnt und die Welt ist doch noch da.
Das Ich und die Welt sind eins und beide zerfallen. Das Bewusstsein, das registriert, bleibt. Wenn das nicht wäre, würde man geistig wegtreten.
Ich habe auch die Zersetzung des Leibes erlebt.
Mein Leib ist unfleischlich. Das ist der Krebs der Seele. Es ist ein totales Durcheinander, verschiedene Ebenen gleichzeitig.
Es ist in mir kein Zusammenhalt, es fehlt das Ich-Bewusstsein.
Ich spüre meinen Körper so auseinandergerissen.
Stücke werden aus meinem Körper herausgerissen. Innen ist es eine Metzgerei.
Meine Psyche ist kaputt... Das ist die totale Schizophrenie. Da ist überhaupt nichts verbunden zwischen der inneren und äußeren Fassade.
Normale Menschen haben ein Bewusstsein des Zusammenhanges ihres Körpers, das habe ich nicht. Mein Körper könnte alle Ausdehnungen haben.
Ich bin in der Desintegration ... Mein Körper ist im Auseinandergehen. Der Leib ist im Verschwinden.
Wo das Ich sein sollte, ist eine weiche Masse, die verschwimmt. Der Körper ist am Zerteiltwerden.
Und in einem Brief schreibt die Patientin:
Ihr seid ein homogenes Etwas, das man Ich oder Selbst nennen kann, desintegriert sich eines oder mehrere dieser Ich-Bestandteile, so können Wahnvorstellungen und Halluzinationen auftreten... Das Ich ist in

unendlich viele Partikelchen zerfallen... Und doch erreicht es nie den Punkt, wo es nicht mehr da ist.

Der Verlust der Eigenmächtigkeit, der Selbstbestimmung (Aktivität)
Ich kann nur reagieren, nicht agieren. Ich spüre nichts eigenes.
Es spult mich einfach ab.
Ich bin auf einer Reise, die ich nicht selbst bestimme.
Ich erlebe alles, was ich mache, sehr verfremdet. Es ist keine Selbstverständlichkeit mehr zu leben. Ich traue mir nichts zu. Es ist ein entmenschlichter Zustand.

Der Leib – Inkarnationsstätte des Bewusstseins: zerspalten, zerrissen, in Auflösung, grenzenlos
Ich bin nicht zu Hause in meinem Leib.
Da ist kein Zusammenhalt ... auseinandergerissen.
Das ist die Zersetzung des Leibes.
Stücke sind aus dem Körper herausgerissen.
Mein Körper ist eine unendliche Quelle von Leiden.
Ich fühle mich am Atmen gehindert.

Die Bedrohung des Lebendigseins (Vitalität)
Ich fühle mich nicht mehr richtig lebendig.
Ich lebe nicht mehr.
Ich fühle mich wie tot, mein Leib ist wie tot. Das Stechen im Fuss zeigte mir, dass da noch etwas Leben ist.
Was ich erlebe, ist lebendiger Tod.
Das ist für mich der Zustand, in dem ich bin: Tot sein, aber tot sein ohne Frieden.
Darum ist für mich Leben und Sterben gleich.

Ich bin weder tot noch lebendig.
Auch der Tod ist keine Grenze, das Leiden geht unendlich weiter. Es ist eine Art kosmisches Bewusstsein in mir.

Höllenfahrt
Ich habe den Teufel gesehen in verschiedenen Gestalten, als Ziegenbock, als Totenkopf, als halbverwestes Wesen, das die Hand nach mir ausstreckt. Dann auch als Monstrum mit mehreren Köpfen auf verschiedenen Figuren.
Ich hatte den Geruch der Hölle im Mund. So schmeckt die Hölle.
Ich hatte auch physischen Kontakt mit der Hölle. Ich spürte es im Leib: als Knacksen im Kopf und als eine Strömung und ein Pumpen von Wellen in mir.
Die Hölle hat kein Ende. Es gibt immer neue und unendlich neue Formen von Leid.
Es ist eine Hölle, existentielle Hölle.
Der Geist, das Selbstzerstörerische in mir produziert laufend neue Höllen... unendlich.

Angst
Leben und Tod – da ist für mich keine Grenze. Lebensangst kenne ich nicht, nachdem, was ich erlebt habe.
Der Kontakt zu mir selbst, zum eigenen Leib, zu den Menschen ist völlig abgebrochen.
Ich habe Angst, dass ich in einen völligen Stumpfsinn gerate.
Ich habe Angst, dass ich im Universum verschwinde und trotzdem noch da bin. Es ist so eine Weltuntergangsstimmung in mir... Es ist eine wahnsinnige Angst, die letzte Beziehung zur Welt zu verlieren.
Ich schreie, weil in mir das unendliche Bewusstsein in seiner negativen

*Umkehr an mir seine Unendlichkeit beweist.
Ich habe Lebensangst... Das Wachsein ist so schmerzhaft. Das ist das
unendlich unbeschreibliche Leiden einer Geisteskranken.*

Vulnerabilität, Schmerz, Leiden
*In mir ist alles wie eine Wunde, eine einzige riesige Wunde. Das ganze
Leben ist ein einziger Schmerz. Liebe, Körper, alles was die Schönheit
dieser Welt ausmacht, ist mir verwehrt. Verdammt zu einem
Pseudodasein. Ausgestossen aus der Welt, die ich mir erschuf. Unter
euch ein gequälter Geist, nicht zu euch gehörig und auch verstossen von
der anderen, der Welt des Todes. Hin und her gerissen zwischen
unendlich vielen Welten, nirgends zu Hause. Eine andere Sprache
sprechend, jene des Stummseins und der Verstummtheit ob der anderen
Art. Alles ist vergänglich schmerzhafter Augenblick, so intensiv und
unmittelbar, dass es unerträglich ist. Ein Wrack mit menschlichem
Antlitz, dessen Erinnerungen alle mit Schmerzen verbunden sind. Keine
Hoffnung auf Erlösung. Ich leide, leide und leide, leide, dass mir eure
Raum- und Zeiteinheit nicht mehr gehört, dass ich an ihr nicht mehr
teilhaben kann, weil sie zu fremd ist. Ich schreibe und schreie, weil das
unendliche Bewusstsein in seiner negativen Umkehrung an mir seine
Unendlichkeit beweist. Das unendliche unbeschreibliche Leiden einer
Geisteskranken. Es ist eine Reise ohne Anfang und Ende, eine Reise von
Nirgendwo nach Nirgendwo, der Steuermann einer Seele, die ihren
Zusammenhalt verloren hat, eine abwesende Seele, das abwesende Ich.*

Der Körper – ein Teil des Ich (Leib-Ich)
Da das Leiberleben ein wichtiger Teil des Ich-Erlebens ist, findet man es bei diesen Ich-Krankheiten häufig gestört. Es sind die Störungen des Gemeingefühls, der Coenaesthesie, des eigenleiblichen Spürens, von der

die Psychiater des 19. Jh. schrieben. Die Themen: der Verlust der Lebendigkeit (ich bin tot, eine Mumie, ein Leichnam, Erstickungs-Angst; ich muss mein Blut sehen, muss verzweifelt atmen, um mich zu versichern, dass ich noch lebe), Lähmungsgefühle (Verlust eigener Intentionsmöglichkeiten), die Fremdbestimmung (nicht ich schreie, das sind die Einwirkungen auf meinen Stimmnerv), die Kohärenz-Störung (ich zerfalle, zerfließe, meine Blutkörper zerteilen sich, in meinen Adern sind Glassplitter) und die Veränderung der Beschaffenheit, Konsistenz (mein Hirn ist ein Eitersee, meine Lunge verkohlt, meine Eingeweide verdorren), die Grenzaufhebung (ich muss meine Haut reiben, schlagen, damit ich meine Grenzen spüre), die Identitäts-Störung (mein Gesicht, die Nase, Hände, das Geschlecht verändert).

L. erstellte eine Liste der Bedrohungen, die sie in akustischen Halluzinationen erfuhr.

Liste der Bedrohungen, die durch die Stimmen für mich hörbar geworden sind

Amputationen: Füsse, Beine, Hände, Arme, Brust, Schlaganfall, Lähmungen, Lobotomie, Gehirnverletzung, Migräne, Krebs, künstlicher Darmausgang – Cholera, Elephantiasis, Malaria, Pest, Kinderlähmung, Typhus –
Herausschneiden der Geschlechtsorgane, Spange, Instrumente –
Zunähen von: Augen, Mund, Scheide, After – Verlust der Sinnesorgane – Verbrennen der Extremitäten – Verätzen des Gesichtes – Lebend Sezieren –
Verlieren von: Augen, Mund, Nase, Ohren, Wangen, Zunge – Augenbrauen, Kopfhaaren, Wimpern –
Vergiften – Geschlechtskrankheiten –

Öffentliche Vergewaltigung, Schandblatt, Gerüchte, Blamage,
Verlust von: Willen, Schönheit, Intuition, Schnelligkeit, Tanzsinn,
Musikalität, Sensibilität, Subtilität, außersinnliche Wahrnehmung –
Kein Überleben – Hungern lassen, kein Trinken –
Punktieren der Haut, Tätowieren des Gesichtes und des Körpers –
Teeren und Federn –
Erschiessen, Kugeln –
Schläge durch Stock und Eisenstange -
Bisswunden von Tieren, tote Tiere, Exkremente und Fliegen –
Zwinger, Maulkorb –
Brust an Melkmaschine anschließen –
Fleischerhaken: Jungfrauen-Haken, Mäzen-Haken, Huren-Haken –
Alexander-Haken, Dschingis-Khan-Haken, Napoleon-Haken –
Hitler-Haken, Mörder-Haken –
Konzentrationslager –
Schockmaschine, Metzgermaschine –
Messer mit Widerhaken –
Trocknungsraum –
Der Körper, seine Bewegungen und Haltungen, sind auch vielfach in die Überwindungsbemühungen (autotherapeutische Anstrengung) einbezogen: Bleiplatten zum Schutz bei beschädigten Grenzen, Stäbchen, Bindfaden und Leim gegen den Zerfall der Hände, Automutilationen, Hyperventilation, Spülungen gegen den Verlust des Vitalgefühls. Viele Parakinesen und Stereotypien dienen der Abwehr von Negativitäten. Z.B. soll eine Rumpfrechtsdrehung apotropäisch gegen Schaden wirken, ein stereotypes Öffnen und Schließen der Hände der Selbstversicherung eigenaktiver Bewegungsmöglichkeit dienen. Zerfahrenheit kann einen Verlust der selbstbestimmten Steuerung von Denken und Sprechen anzeigen, aber auch funktionell eingesetzt werden, um „heiße" Themen

zu vermeiden (also eine Para-Kommunikation). Ähnliche Bedeutung („darüber will ich nicht reden") können Neologismen haben.

Wortneubildungen
Aber viele Neologismen sind Versuche, die ungewöhnlichen Erfahrungen, Gedanken, Vorstellungen zu benennen. Bei genauem Hinhören sind viele Neologismen sinnträchtig, eingestreut in rätselhafte Neubildungen aus Kontamination, Verschmelzung, Verschiebung u. ä.
So findet sich in der Rede von Herrn R. von der Gazologie (Lehre des heiligen Geistes), Bazologie (Lehre der Engelswelt), Leucopie und Pathonie (das sei eine Unterabteilung der Hebephrenie) das kostbare Wort: Überhebungskunst. Dies ist tatsächlich eine Dimension der Psychose: sich über seine Not, sein Elend, seine Einsamkeit, Wertlosigkeit erheben. Manchmal erscheint eine wahnbildende Psychose als ein Kunstwerk der Verzweiflung, worauf schon Ideler (1847) hingewiesen hatte. Herr K. brachte immer wieder sehr eindrückliche Wortneubildungen durch Kontamination.

Brotpflanzrecht, -pflicht, blutgebären,
Vormundschaftsgerichtssterilisation,
Schießpflichtmannsbart,
Suspensoriumschießhaftpflicht.

Die Mannespflicht und sein Recht zu pflanzen und damit Brot zu ernten, ist zu verteidigen. Schießpflicht und Bart sind Zeichen des „freien" Mannes. Diese Freiheit ist verloren: der Mann ist sterilisiert, entmannt, entmachtet, suspendiert, durch die vom Gericht ausgesprochene Bevormundung. Dagegen soll als vitales Antidot der Lebenskraft Blut hervorgebracht, geboren werden.
Manchmal können Privatsymbole zur Erhaltung der eigenen Identität eingesetzt werden. Klar spricht S. davon und notiert:

„Ich bin ein Mensch wie ihr" – Selbstmitteilungen

Dass ich meine Rolle in der Gesellschaft finde... Ein S. kann nie ein gewöhnlicher Mensch sein, muss immer etwas extra tun... So muss ich auch extravagant sein, dass ich mich selber als Eigener erlebe. Daher kann ich nicht tun wie andere gewöhnliche Menschen, daher kann ich nicht die Symbole aufgeben, die ich mir ausgedacht habe.

Weiß	= Zettel, Serviette, Taschentuch, Auto usw.
	= vergessen, entschuldigt
Grün	= meistens Blätter
	= entschuldigt, vergessen
Pfeife	= Psychiater, Tim-Bücher
Silber	= jüdisch
	verschiedene Gesichter
hinkende Person	= langsamer laufen
Schwenken der Hand	= entschuldigt vergessen
Flugzeug	= Tim-Bücher
Christbaum	= Weihnachten, Oetwil
Raben	= Oetwil, Tiere gehorchen mir
Kreuz	= Seele, Religion
Y	= Friedenssymbol, junge Leute, Hippies
	fließendes Wasser
Tropfen	= vergessen
Apfel	= Versuchung

In ihrer Eigenwelt gestalten manche Kranke eine verschlüsselte Privatsprache (Kryptolalie), andere notieren ihre Thematik in einer Geheimschrift (Kryptographie). Es gibt reine Kryptogramme (Abb.6) und Kryptogramme, durchsetzt mit den gängigen Schrift- und Zahlenzeichen (Abb. 7).

"Ich bin ein Mensch wie ihr" – Selbstmitteilungen

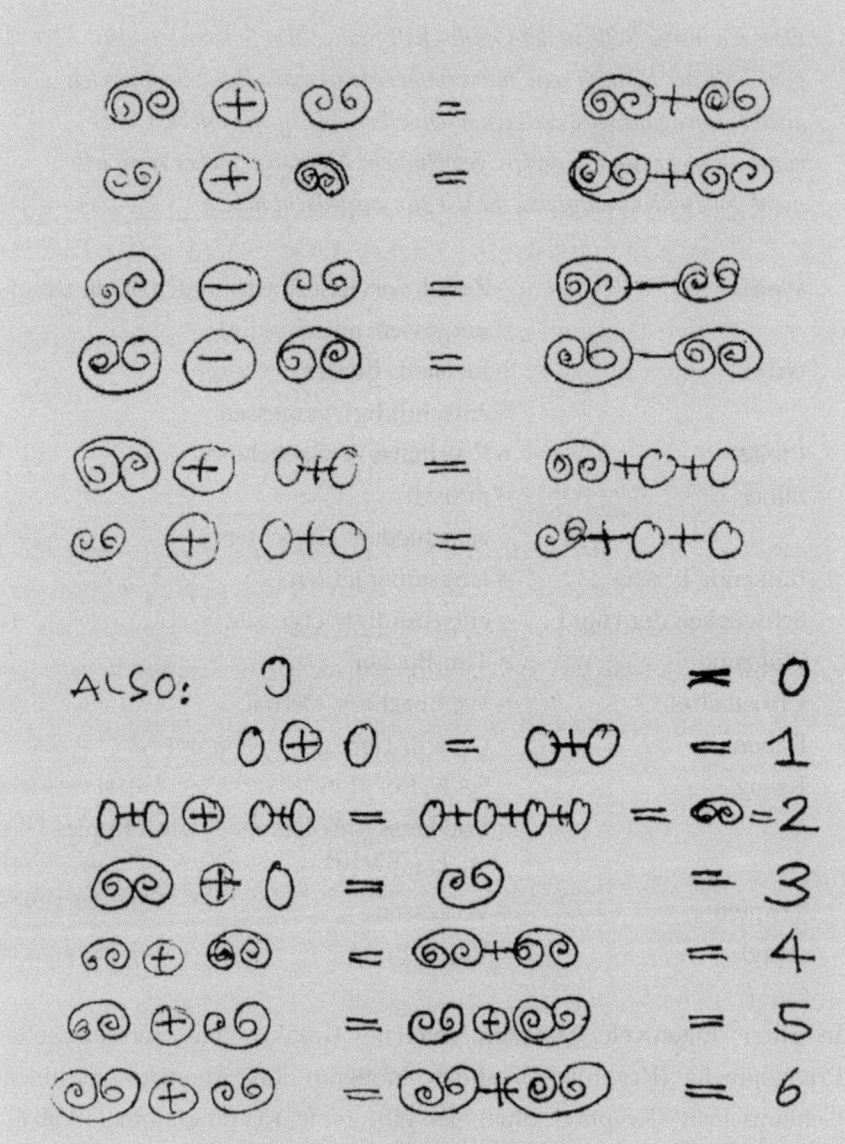

Abb. 6: Kryptographische Rechnungen.

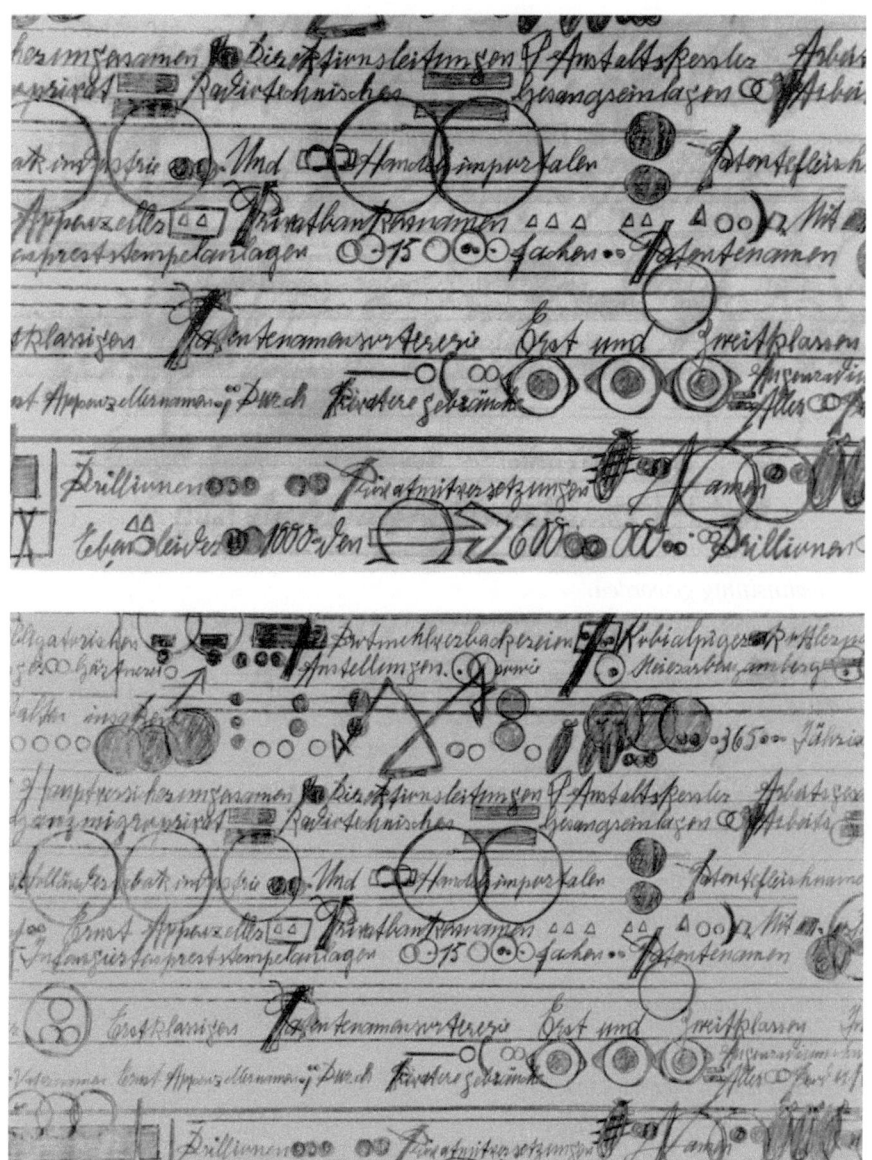

Abbildung 7: Kryptogramme.

Ich-Untergang und Denkzerfall
Die Unklarheit und Inkohärenz des Denkens, ja die Todesnähe, der Ich-Untergang scheinen dem Autor dieses Gedichtes noch erahnt.

Problematik des Todes
Jetzt sieht er schon wieder Leichen sie vergleichen?
Nein, Herr, aber – das wurde zum Trick des Todes.
Ja ein Schrei.
Ei, Ei – Sie glauben auch an Christus.

Mayer begann zu zittern, denn die Wahrheit kam über ihn.
Was ist der Tod, schrie Mayer, und es tat ihm wahnsinnig leid um seinen Narren. Denn der hätte den Schrei gehört und wäre statt ihm wahnsinnig geworden.
Und wieder war jene liebevolle Frauenhand da, die irgendwie in Mayers Geist regierte und ihn sanft führte.
Was sind das für hässliche Anrufe eben im Kopfinneren gewesen?

So findet er zum Bittgebet: „Sag mir, wer ich bin."

Gebet
Klarheit, ersehnte
komm wieder,
durchtränke meine Sinne
sag mir, wer ich bin
und bleib in meinen Liedern
führe mich zu mir zurück.
Klarheit komme und sei mein Glück.

„Wachehalten vor dem Tor des Herzens"

Dies ist eine Mahnung der Athos-Mönche (s. E. Kästner, 1997). Was aber heißt das: „Das aufmerksame Überwachen der Gedanken und Einbildungen". Also ganz ähnlich wie Satipatthana im Buddhismus (Nyanaponika 1984) eine Kultur der Achtsamkeit gestalten.

Psychiatrie als Fach der Medizin ist ein Heilberuf. Sie bedarf für ihre Aufgabe der Psychopathologie, um darüber nachzudenken, was und wen, welche Person mit welcher Biographie sie behandeln solle und welches Therapieverfahren diesem Patienten angemessen sei. Psychopathologische Bildung im Sinne von Jaspers ist eine Grundlage der Psychiatrie. „Bildung erwächst aus dem Wissen der Grenzen im geordneten Wissen" (Jaspers 1959, 44).

Die im Alltag immer wieder geprüfte und bereicherte Anschauung wird durch fragendes Denken vertieft. Die in der Ausbildung erworbenen und die eigenen kognitiven Muster und Modelle müssen ständig im Dialog mit den Mustern und Modellen anderer in Relation gesetzt werden. Der Blick auf die geschichtliche Entwicklung des Faches, den historischen Wechsel der Paradigmen und der Betreuungsmodelle erlaubt eine relativierende Einordnung.

Gegenüber autoritär-dogmatischen Systemen ist Vorsicht geboten. Sie verstellen die Originalität eigenen Schauens, Fragens, eigener Versuche der Übersicht. Virchow stellte dazu fest:

Autoritäten und Systeme sind die größten Hemmnisse für die Entwicklung der Medizin (Virchow 1856, 30).

Staunend, fragend seinen je eigenen Lebensweg gehen, trächtig mit Fragen, vorsichtig mit Antworten, misstrauisch gegen die Berufung auf Evidenz in der Wesensbloßlegung von Phänomenen ebenso wie gegen reduktionistische, modische Umformulierungen und leere plakative

Schlagworte mit dem Anspruch, Neues entdeckt zu haben. Es bleiben so viele Fragen im Hinblick auf die „Sache" Mensch.

Schließen wir diesen Streifzug durch einen „psychiatrischen Lebenslauf" mit den kurzen, klaren, reifen Sätzen des Hippokrates (1. Hippokratischer Aphorismus):

> *Das Leben ist kurz*
> *Die Kunst groß*
> *Die Erfahrung trügerisch*
> *Die Beurteilung schwierig*
> *Der günstige Augenblick flüchtig.*

Literatur

Alexander, F. (1949). Buddhistic training as an artificial catatonia. Psychoanalytic Quarterly 18: 129-145.

Arieti, S. (1955). The interpretation of schizophrenia. New York, Brunner.

Assagioli R. (1986). Self-Realization and Psychological Disturbances. Revision 8/2: 21-31.

Baumeister R. F. (1991) Escaping the Self. Alcoholism, Spirituality, Masochism, and Other Flights from the Burden of Selfhood. New York, Basic Books.

Bayle, A. L.J. (1822) . Recherches sur l'arachnitis chronique. Thèse, Paris.

Benedetti, G. (1992). Psychotherapie als existentielle Herausforderung. Göttingen, Vandenhoeck & Ruprecht.

Benedict, R. (1934). Anthropology and the abnormal. Journal of General Psychology 10: 59-82.

Benn, G. (1947). Der Glasbläser (Der Ptolemäer). Berliner Novelle. In: D. Wellershoff (Hrsg.). (1968). Gesammelte Werke in acht Bänden, Band 5, S. 1404. Wiesbaden, Limes.

Bennett, M.R., Hacker, P.M.S. (2003). Philosophical foundations of neuroscience. Malden (USA), Blackwell.

Berrisch, A. (1994). Hieroglyphen der Transzendenz. Mythos und neues Bewusstsein im New Age. Münster, Waxmann.

Binding, K., Hoche, A. (1922). Die Freigabe der Vernichtung lebensunwerten Lebens. Leipzig, Meiner. 1. Auflage 1920.

Bleuler, E. (1904). Die negative Suggestibilität. Psychiatrisch-Neurologische Wochenschrift 27: 249-253; 28: 261-263.

Bleuler, E. (1906). Affektivität, Suggestibilität, Paranoia. Halle, Marhold.

Bleuler, E. (1908). Die Prognose der Dementia praecox (Schizophrenien). Allgemeine Zeitschrift für Psychiatrie und Psychisch-Gerichtliche Medizin 65: 436-464.

Bleuler, E. (1910). Vortrag über Ambivalenz. Psychiatrisch-Neurologische Wochenschrift 43: 405-406.

Bleuler, E. (1910/11). Zur Theorie des schizophrenen Negativismus. Psychiatrisch-Neurologische Wochenschrift 18: 171-176, 184-187, 189-191, 195-198.

Bleuler, E. (1911a). Dementia praecox oder Gruppe der Schizophrenien. Leipzig, Wien, Deuticke.

Bleuler, E. (1911b). Die Psychoanalyse Freuds. Leipzig/Wien, Deuticke.

Bleuler, E. (1921). Naturgeschichte der Seele und ihres Bewusstwerdens. Berlin, Springer.

Bleuler, M. (1971). Über die Grenzen des Schizophreniebegriffs und Grenzen der Bedeutung psychiatrischer Diagnostik. Schweizerische Medizinische Wochenschrift 41: 1457-1464.

Bleuler, M. (1972). Die schizophrenen Geistesstörungen im Lichte langjähriger Kranken-und Familiengeschichten. Stuttgart, Thieme.

Bleuler, M. (1984). Das alte und das neue Bild des Schizophrenen. Schweizer Archiv für Neurologie und Psychiatrie 135: 143-149.

Bochinger, C. (1994). „New Age" und moderne Religion. Religionswissenschaftliche Analysen. Gütersloh, Kaiser/Gütersloher Verlagshaus.

Boisen, A.T. (1936). The Exploration of the Inner World. A Study of Mental Disorders and Religious Experience. Philadelphia, University of Pennsylvania Press.

Canstatt, C. (1841). Handbuch der medicinischen Klinik. Erster Band: Die specielle Pathologie und Therapie vom klinischen Standpuncte aus bearbeitet. Stuttgart, Enke.

Cartenuto, A. (1983). A secret symmetry. New York, Pantheon.

Castañeda, C. (1974). A separate reality. New York, Pocket Books.

Ciompi, L. (1982). Affektlogik: Über die Struktur der Psyche und ihre Entwicklung. Ein Beitrag zur Schizophrenieforschung. Klett-Cotta, Stuttgart.

Ciompi, L. (1988). Außenwelt - Innenwelt. Die Entstehung von Zeit, Raum und psychischen Strukturen. Vandenhoeck & Ruprecht, Göttingen.

Ciompi, L. (1993). Die Affekte als zentrale Organisation der Psyche. System Familie 6: 196-208.

Ciompi, L. (1998). Die emotionalen Grundlagen des Denkens. Entwurf einer fraktalen Affektlogik. Göttingen, Vandenhoeck & Ruprecht.

Ciompi, L., Endert, E. (2011). Gefühle machen Geschichte. Göttingen, Vandenhoeck & Ruprecht.

Crossley, D. (1995). Religious Experience Within Mental Illness: Opening the Door on Research. British Journal of Psychiatry 166: 284-286.

Dahrendorf, R. (1967). Pfade aus Utopia. München, Piper.

Damasio, A.R. (1999). How the brain creates the mind. Scientific American, Dec. 1999, 74-79.

Derrida, J. (1998). Vergessen wir nicht die Psychoanalyse. Frankfurt/M., Suhrkamp.

Devereux, G. (1974). Die Schizophrenie als ethnische Psychose. In: G. Devereux (Hrsg.). Normal and abnormal. Frankfurt/M., Suhrkamp.

Dittrich, A. (1985). Aetiologie-unabhängige Strukturen veränderter Wachbewusstseinszustände. Stuttgart, Enke (Ergänzte 2. Aufl. 1996, Berlin, Verlag für Wirtschaft und Bildung).

Dschuang dsi (1920). Das wahre Buch vom südlichen Blütenland. Hrsg. von R. Wilhelm. Jena, Diederichs.

Eliade, M. (1949). Kosmos und Geschichte. Frankfurt/M., Insel.

Engel, G. (1977). The need for a new medical model. Science 796: 129-156.

Feuchtersleben, E. v. (1845). Lehrbuch der ärztlichen Seelenkunde. Wien, Gerold.

Foucault, M. (1968). Psychologie und Geisteskrankheit. Frankfurt/M., Suhrkamp.

Foucault, M. (1973). Wahnsinn und Gesellschaft. Frankfurt/M., Suhrkamp.

Foudrain, J. (1973). Wer ist aus Holz? München, Piper.

Freidson, E. (1970). Profession of medicine. New York, Harper & Row.

Freud, S. (1905). Drei Abhandlungen zur Sexualtheorie. Gesammelte Werke (1952), Bd. V, 27 -1 45. Frankfurt/M., Fischer.

Freud, S. (1917). Vorlesungen zur Einführung in die Psychoanalyse. Gesammelte Werke (1952), Bd. XI. Frankfurt/M., Fischer.

Gebser, J. (1975). Gesammelte Werke. Schaffhausen, Novalis.

Genia, V. (1995). Counseling and Psychotherapy of Religious Clients. A Developmental Approach. Connectitut, Praeger.

Goffman, E. (1972). Stigma. Über Techniken der Bewältigung beschädigter Identität. Frankfurt/M., Suhrkamp.

Goleman, D. (1971). Meditation as Metatherapy. Journal for Transpersonal Psychology 3: 1-25.

Grawe, K. (1998). Psychologische Therapie. Göttingen, Hogrefe.

Griesinger, W. (1845). Die Pathologie und Therapie der psychischen Krankheiten. 1. Aufl. (2. Aufl. 1861). Stuttgart, Krabbe.

Grof, S. (1978). Topographie des Unbewussten. Stuttgart, Klett-Cotta.

Grof C. & S. (1986). Spiritual Emergency. The Understanding and Treatment of Transpersonal Crises. Revision 8/2: 7 -20.

Grom, B. (1992). Religionspsychologie. München, Kösel.

Group for the Advancement of Psychiatry (1976). Mysticism. Spiritual Quest or Psychic Disorder? New York, Mental Health Materials Center.

Guislain, M. (1838). Abhandlung über die Phrenopathien. Übersetzt und herausgegeben von Wunderlich. Stuttgart, Leipzig, Rieger.

Hagen, F.W. (1870). Studien auf dem Gebiete der ärztlichen Seelenkunde. Erlangen, Besold.

Halifax, I. (1981). Die andere Wirklichkeit des Schamanen. München, Barth.

Hauck, S. (1996). Ich bin – ich bin nicht. Tagebücher eines Schizophrenen, Spiegel seines Ringens bis zum Suizid. Phil. I. Diss., Zürich.

Hebbel, F. Tagebücher (1903-1913). Berlin, Beer.

Heidegger, M. (1954). Aus der Erfahrung des Denkens. Pfullingen, Neske.

Heimann, H. (1961). Religion und Psychiatrie. In: Psychiatrie der Gegenwart, Hrsg. von Gruhle H.W. u.a., Bd. III. Berlin, Springer, 470-493.

Heinroth, I.C.A. (1818). Lehrbuch der Störungen des Seelenlebens oder der Seelenstörungen und ihre Behandlung. Leipzig, Vogel.

Heinroth, I.C.A. (1827). Esquirol, E. (1827, in deutscher Übertragung von Heinroth). Allgemeine und spezielle Pathologie und Therapie der Seelenstörungen. Bearbeitet von Hille, K. C. und mit Zusätzen von Heinroth, I. C. A. Leipzig, Hartmann.

Literatur

Henderson, C.W. (1975). Awakening. Ways to Psycho-Spiritual Growth. New Jersey, Prentice-Hall.

Hendlin, S. J. (1985). The Spiritual Emergency Patient. Concept and Example. In: Stern E. M. (ed.) Psychotherapy and the Religiously Committed Patient. New York, Haworth Press, 79-88.

Henrich, D. (2011). Werke im Werden. Über die Genesis philosophischer Einsichten. München, Beck.

Herder, L.G. (1790). Ideen zur Philosophie der Geschichte der Menschheit. Carlsruhe, Schmieder.

Hoffmannsthal, H. v. (1963). Gedichte und lyrische Dramen. Frankfurt, Fischer.

Husserl, E. (1973). Zur Phänomenologie der Intersubjektivität. Erster Teil: 1905-1920, ZweiterTeil: 1921-1928, Dritter Teil:1929-1935. Kern, I. (Hrsg.). Den Haag, Martinus Nijoff.

Ideler, K. W. (1835). Grundriss der Seelenheilkunde. Teil I, Berlin, Enslin.

Ideler, K. W. (1838). Grundriss der Seelenheilkunde. Teil II, Berlin, Enslin.

Ideler, K. W. (1847). Der religiöse Wahnsinn. Halle, Schwetschke.

Ideler, K. W. (1850). Versuch einer Theorie des religiösen Wahnsinns: Ein Beitrag zur Kritik der religiösen Wirren der Gegenwart. Zweiter Teil: Die Entwicklung des religiösen Wahnsinns. Halle, Schwetschke.

James, W. (1890). Principals of psychology. New York, Holt.

Janet, P. (1889). L'automatisme psychologique. Paris, Alcan.

Jaspers, K. (1913). Allgemeine Psychopathologie. Berlin, Springer. 4. Aufl. 1946. Seither Neudrucke.

Jaspers, K. (1956). Philosophie. 3 Bände. 2. Aufl. Berlin, Springer. 1. Aufl. 1932.

Jung, C. G. (1907). Über die Psychologie der Dementia praecox. Halle a. S., Marhold.

Kahlbaum, K. (1863). Die Gruppierung der psychischen Krankheiten und die Einteilung der Seelenstörungen. Danzig, Kafemann.

Kahlbaum, K. (1874). Die Katatonie oder das Spannungsirresein. Klinische Abhandlungen über psychische Krankheiten. Berlin, Hirschwald.

Kant, I. (1787). Kritik der reinen Vernunft. Hamburg (1956), Meiner.

Kästner, E. (1997). Die Stundentrommel vom heiligen Berg. 14. Aufl. Frankfurt/ M., Insel.

Kerr, J. (1994). A most dangerous method. London, Sinclair-Stevenson.

Kierkegaard, S. (1844). Der Begriff der Angst. Übersetzt von E. Hirsch. In: Werkausgabe. (1971). Düsseldorf, Diederichs.

King, K. et al. (1995). The Royal Free Interview for Religious and Spiritual Beliefs: Development and Standardization. Psychological Medicine 25: 1125-1134.

Klein, M. (1948). Contributions to Psychoanalysis 1921-1945. London, Hogarth.

Kraepelin, E. (1900). Einführung in die Psychiatrische Klinik. 1. Aufl. Leipzig, Barth.

Kraepelin, E. (1883-1927). Psychiatrie. Ein Lehrbuch für Studierende und Ärzte. 1. Aufl. 1883; 2. Aufl. 1887; 3. Aufl. 1889; 4. Aufl. 1893; 5. Aufl. 1896; 6. Aufl. 1899; 7. Aufl. 1904; 8. Aufl. 1909-1915; 9. Aufl. 1927 (posthum, Lange) Leipzig, Barth.

Krishnamurti, J. (1968). Gespräche über das Sein. München, Barth.

Kroll, J. (1995). Religion and Psychiatry. Current Opinion in Psychiatry 8: 335-339.

Laing, R. D. (1959). The divided self. London, Tavistock.

Lange-Eichbaum, W., Kurth, W. (1967). Genie, Irrsinn und Ruhm. 6. Aufl. München, Reinhard.

Lao Tse (1955). Hrsg. v. Lin Yutang. Frankfurt/M., Fischer.

Lao Tse (1961). Tao Te King. Stuttgart, Reclam.

Larraya, I. P. (1982). Lo irracionál en la cultura. Buenos Aires, Fundación para la educación, la sciencia y la cultura.

Lasch, C. (1982). Das Zeitalter des Narzissmus. Berthelsmann, München.

Lenz, H. (1976). Wahnsinn. Herder, Wien.

Levin, J.S. (ed.) (1994). Religion in Aging and Health. Theoretical Foundations and Methodological Frontiers. Thousand Oaks, Sage Publications.

Lhermitte, J. (1953). Echte und falsche Mystiker. Luzern, Räber.

Loy, D. (1998). Nondualität: Über die Natur der Wirklichkeit. Frankfurt/M., Krüger.

Maier, H. (1908). Psychologie des emotionalen Denkens. Tübingen, Mohr.

Meester, H. & Windgassen, K. (1985). Außenseitermethoden in der Psychotherapie und ihre Risiken. In: An den den Grenzen der Schulmedizin, hg. von Oepen I., Köln, 223-247.

Meynert, T. (1890). Klinische Vorlesungen über Psychiatrie. Wien, Braunmüller.

Milarepa. Tibets Grosser Yogi (1978). Hsg. W.Y. Evans.Wentz. München, Barth.

Miller, R. S. (1994). Handbuch der Spiritualität. Eine zusammenfassende Darstellung aller Strömungen des Neuen Bewusstseins. Bern, Barth.

Minkowski, E. (1927). La schizophrénie. Paris, Payot.

Minkowski, E. (1966). Traité de psychopathologie. Paris, Presses Universitaires de France.

Morgenthaler, W. (1985). Ein Geisteskranker als Künstler. Adolf Wölfli. Wien, Medusa (Original 1921, Bern, Bircher).

Muralt, A., von (1946). Wahnsinniger oder Prophet. Zürich, Europa Verlag.

Neumann, K. G. (1859). Die Krankheiten des Vorstellungsvermögens. Leipzig, Cnobloch.

Nietzsche, F. (1955). Werke in zwei Bänden. München, Hanser.

Novalis (1968). Fragmente und Studien in Bd. 3 der Schriften, herausgegeben v. P. Kluckhorn und R. Samuel. Darmstadt, Wissenschaftliche Buchgesellschaft.

Nyanatiloka (1978). Das Wort des Buddha. 3. Aufl. Konstanz, Christiani.

Nyanatiloka (1981). Der Weg zur Erlösung. Konstanz, Christiani.

Nyanaponika (1984). Geistestraining durch Achtsamkeit. Konstanz, Christiani.

Ornstein, R. E. (1976). The mind field. New York, Viking Press.

Pfeiffer, W.M. (1994). Transkulturelle Psychiatrie. Ergebnisse und Probleme. 2. Aufl. Stuttgart, Thieme.

Platta, H. (1994). New-Age-Therapien. Pro und Contra. Weinheim, Quadriga.

Podvoll, E. (1990). The seduction of madness. New York, Harper Collins.

Prinzhorn, H. (1922). Die Bildnerei der Geisteskranken. Berlin, Springer.

Rank, O. (1924). Das Trauma der Geburt und seine Bedeutung für die Psychoanalyse. Wien, Internationaler Psychoanalytischer Verlag.

Reil, J. C. (1803). Rhapsodien über die Anwendung der psychischen Curmethode auf Geisteszerrüttungen. Halle, Curtsche Buchhandlung.

Sanford, N., Comstock, C. (1971). Sanctions for evil. San Francisco, Jossey Boss.
Scharfetter, C. (1973). Streifzüge in die Geschichte des Schizophreniebegriffs. Schweizer Archiv für Neurologie Psychiatrie 112: 75-85.
Scharfetter, C. (1975a). Religionsgeschichtliche und psychiatrische Bemerkungen zur Weihnacht und zu Jesus. Schweizer Verband diplomierter Psychiatrieschwestern und -pfleger 50: 41-47.
Scharfetter, C. (1975b) The Historical Development of the Concept of Schizophrenia. In: Studies of Schizophrenia, ed by Lader, M. H. British Journal of Psychiatry, Special Publication No 10. Ashford/Kent, Headly, 5-9.
Scharfetter, C. (1976). Allgemeine Psychopathologie.6. Aufl. 2010, Stuttgart, Thieme.
Scharfetter, C. (1978). Die Sprache in der Psychiatrie. Wirkendes Wort 3: 183-191.
Scharfetter, C. (1979). Über Meditation – Begriffsfeld, Sichtung der „Befunde", Anwendung in der Psychotherapie. Psychotherapie und Medizinische Psychologie 29: 78-95.
Scharfetter, C. (1984). Ein Anliegen der Menschheitserziehung: Delegierte Destruktivität. Massenmord an Psychiatriepatienten in Hitler-Deutschland. Schweizer Archiv für Neurologie Neurochirurgie Psychiatrie 134: 279-294.
Scharfetter, C. (1987). Schizophrenie, Definition, Abgrenzung, Geschichte. In: Kisker, K.P., Lauter, H., Meyer, J. E., Müller, C., Strömgren, E. (Hrsg.). Psychiatrie der Gegenwart (3. Aufl.). Berlin, Heidelberg, New York, Springer, 1-38.
Scharfetter, C. (1987). Psychische Vulnerabilität – Canstatt 1841. Zur Geschichte des Verständnisses von Vulnerabilität, Prädisposition und Psychose in der 1. Hälfte des 19. Jahrhunderts. Nervenarzt 58: 527.
Scharfetter, C. (1990). Liebe und Frieden. Meditation als Meta- und Metta-Therapie. In: Braun, H.-J. & Henking, K. H. (Hg.) Homo Religiosus. Völkerkundemuseum Zürich, 203-205.
Scharfetter, C. (1993a). Eros therapeutikós. Liebe und Ethik in der Therapie. Psychotherapie Psychosomatik Medizinische Psychologie 43: 254-261.
Scharfetter, C. (1993b). Kausalität in der Psychiatrie. Schweizer Archiv der Neurologie und Psychiatrie 144: 129-133.

Scharfetter, C. (1995a). Schizophrene Menschen. Diagnostik – Psychopathologie – Forschungsansätze. 4. Aufl. Weinheim, Beltz Psychologie Verlagsunion.

Scharfetter, C. (1995b). Welten des Bewusstseins und ihre Kartographen. Curare 18: 161-171.

Scharfetter, C. (1996a). The self-experience of schizophrenics. Empirical studies of the ego/self in schizophrenia, borderline disorders and depression. Zürich, University of Zürich.

Scharfetter, C. (1997a). Der spirituelle Weg und seine Gefahren. Eine Übersicht für Berater und Therapeuten. 4. Aufl. Stuttgart, Enke.

Scharfetter, C. (1997b). Religion, Spiritualität, Mystik in der Perspektive der Psychiatrie. In: Stolz, F. (Hrsg.). Homo naturaliter religiosus. Bern, Lang: 305-327.

Scharfetter, C. (1998a). Die schizophrene Ich-Störung in kulturell variabler Gestalt – und die therapeutische Antwort darauf. In: Transkulturelle Psychotherapie: Hilfe im ärztlichen und therapeutischen Umgang mit ausländischen Mitbürgern. T. Heise (Hrsg.), Berlin, Verlag für Wissenschaft und Bildung, 105-111.

Scharfetter, C. (1998b). Schizophrenien. Annäherung an einen bedürfnisangepassten Therapieplan. Krankenhauspsychiatrie 9: 60-65.

Scharfetter, C. (1999e). Recht- und Andersgläubige: Briefe von Gaupp und Kretschmer an Eugen Bleuler. Fortschritte der Neurologie und Psychiatrie 67, 143-146.

Scharfetter, C. (1999f). Schizophrenia, Borderline, and the Dissociation Model. Dynamische Psychiatrie 32: 85-93.

Scharfetter, C. (1999a). Dissoziation – Split – Fragmentation. Nachdenken über ein Modell. Bern, Huber.

Scharfetter, C. (1999b). Die Selbsterfahrung Schizophrener – Grundlage des Behandlungsangebotes. In: Hartwich, P. & Pflug, B. (Hrsg.) Schizophrenien. Wege der Behandlung. Berlin, Verlag Wissenschaft & Praxis, 9-18.

Scharfetter, C. (1999c). Schizophrenic ego disorders – argument for body including therapy. Schweizer Archiv für Neurologie und Psychiatrie 150 (1): 11-15.

Scharfetter, C. (1999d). Modelle psychischer Krankheiten. Paradigmen der Psychiatrie in den Jahren 1800-2000. Vierteljahrsschrift der Naturforschenden Gesellschaft Zürich 144: 101-112.

Scharfetter, C. (2000). Ein Bewusstsein – viele Welten. In: Transpersonale Psychologie und Psychotherapie 2000, 1, 4-10 und in: Kongressband des 3. Internationalen Kongresses des Europäischen Kollegiums für Bewusstseinsstudien (ECBS), Welten des Bewusstseins, Basel 11.-14. Nov. 1999.

Scharfetter, C. (2004). Das Ich auf dem spirituellen Weg: vom Egozentrismus zum Kosmozentrismus. Sternenfels, Verlag Wissenschaft & Praxis.

Scharfetter, C. (2006). Leben ohne Ich. Lebendig – tot. Die Sprache der Non-Existenz im schizophrenen Leiden. Zürich, Editions GmbH

Scharfetter, C. (2008). Ego-fragmentation in schizophrenia: a severe dissociation of self-experience. In (ed.): Moskowitz A., Schäfer I., Dorahy M.J.: Psychosis, trauma and dissociation. 51-64. Chichester, Wiley-Blackwell.

Scharfetter, C. (2009). Vom Lebensleid zu psychischen Krankheiten. Sternenfels, Verlag Wissenschaft & Praxis.

Scharfetter, C. (2011). Spurensuche in der Psychopathologie. Sternenfels, Verlag Wissenschaft & Praxis.

Scharfetter, C. (2012). Scheitern. In der Sicht auf Psychopathologie und Therapie. Sternenfels, Verlag Wissenschaft & Praxis.

Scharfetter, C., Fewtrell, D. (1999). Egopathology and ego consolidation therapy (unpublished).

Scharfetter, C., Stassen, H. H. (1995). Psychopathological concepts. Psychopathology 28: 8-12.

Scharfetter, C., Stigler, M. (1999). Schizophrénies. Vers un projet thérapeutique adapté aux besoins. Psychothérapies 19 (3): 167-176.

Scheff, T. J. (1966). Being mentally ill. Chicago, Aldine. (dt. 1973. Das Etikett „Geisteskrankheit". Soziale Interaktion und psychische Störung. Fischer, Frankfurt/M.)

Schiller, F. (1867). Schillers sämtliche Werke. 2 Bd. Stuttgart, Cotta.

Schneider, K. (1967). Klinische Psychopathologie, 8. Aufl., Stuttgart, Thieme.

Schorsch, C. (1988). Die New Age-Bewegung. Utopie und Mythos der Neuen Zeit. Eine kritische Auseinandersetzung. Gütersloh, Gütersloher Verlagshaus.

Schweizer, A. (1913). Die psychiatrische Beurteilung Jesu. Tübingen, Mohr.

Silesius, A. (1946). Der Cherubinische Wandersmann. Zürich, Classen.

Spörri, E. (Hrsg.) (1987). Der Engel des Herrn im Küchenschurz. Über Adolf Wölfli. Franfurt/M., Fischer.

Starbuck, E. D. (1899). The psychology of religion. An empirical study of the growth of religious consciousness. London, Walter Scott.

Szasz, T. (1961). The myth of mental illness. New York, Harper & Row. Dt. 1972. Geisteskrankheit – ein moderner Mythos? Olten, Walter.

Thomashoff, H.-O., Naber, D. (1999). Psyche und Kunst. Stuttgart, Schattauer.

Totenbuch, Das Tibetanische (1960). Herausgegeben von W.Y. Evans-Wentz. Zürich, Stuttgart, Rascher.

Trakl, G. (1938). Gesammelte Werke. Herausgegeben von W. Schneditz, Bd. 1. Salzburg, O. Müller.

Turner, R. P. et al. (1995). Religious or Spiritual Problem. A Cultural Sensitive Diagnostic Category in the DSM-IV. Journal of Nervous and Mental Disease 183/7: 435-444.

Virchow, R. (1856). Gesammelte Abhandlungen zur wissenschaftlichen Medizin. Frankfurt/M., Meidinger.

Vorsokratiker, Die (1983). Herausgegeben von J. Mansfeld. Stuttgart, Reclam.

Wilber, K. (1980). The pre-trans -fallacy. Revision 3: 51-73.

Wilber, K. (1984). Halbzeit der Evolution. Bern, Scherz.

Wilber, K. (1995). Sex, ecology, spirituality. Boston, London, Shambhala.

Wilber, K. (Hg) (1986). Das holographische Weltbild. Bern, Scherz.

Wilber, K. et al. (Hg.) (1995). Meister, Gurus, Menschenfänger. Über die Integrität spiritueller Wege. Frankfurt/M, Krüger.

Winnicott, D.W. (1965). Ego distortion in terms of true and false self. The maturational processes and the facilitating environment. In: D.W. Winnicott (Ed.). London, Hogarth Press.

Zander, H. (1999). Geschichte der Seelenwanderung in Europa. Darmstadt, Wissenschaftliche Buchgesellschaft.

Zundel, E. & Fittkau, B. (Hg.) (1989). Spirituelle Wege und Transpersonale Psychotherapie. Paderborn, Junfermann.

Weitere Bücher von Prof. Dr. Christian Scharfetter:

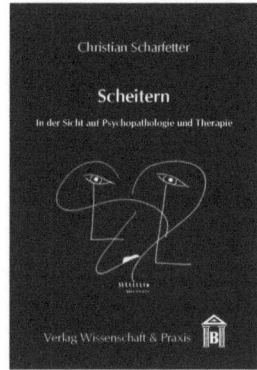

Christian Scharfetter
Scheitern
In der Sicht auf Psychopathologie und Therapie
2012, 160 S., mit zahlr. Zeichnungen, € 20,00
ISBN 978-3-89673-602-4

Akute Erschütterungen des Selbstsystems manifestieren sich klinisch sehr variabel, je nach Persönlichkeit und kulturellem Hintergrund. Chronische Kränkungen können zu Dauerveränderungen von Persönlichkeitscharakteristika führen. Die Psychotraumatologie hat sich als Spezialgebiet für Menschen im Scheitern entwickelt. Bei den Schizophrenien sehen wir das Zusammenbrechen, das Scheitern des Ich/Selbst-Systems, bei den dissoziativen Störungen das Versagen der synthetischen Integration, bei den Affektpsychosen das Versagen der Emotions- und Antriebsregulation. Therapien können scheitern durch Bedingungen, die am Patienten liegen, oder durch Versagen aufseiten des Therapeuten.

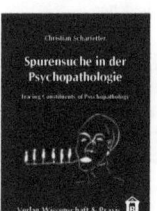

Christian Scharfetter
Spurensuche in der Psychopathologie
Tracing Constituents of Psychopathology
2011, 376 S., fester Einband, mit zahlr. z. T. farb. Zeichnungen u. Abb., € 38,00
ISBN 978-3-89673-582-9

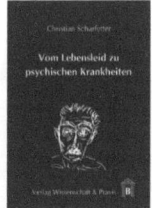

Christian Scharfetter
Vom Lebensleid zu psychischen Krankheiten
Auf den Spuren der „Assoziation" von Syndromen zu psychischen Krankheiten (Nosopoiesis) und ihrer „Dissoziation" in multiple „Störungstypen"
2009, 250 S., fester Einband, mit zahlr. Illustr., € 28,00 ISBN 978-3-89673-510-2

Spurensuche in der Psychopathologie heißt, nach den kulturhistorischen Vorbedingungen von Ideen, Vorstellungen, Denkmodellen, Begriffen, Theorien, Methoden, Krankheitskonstruktionen, Aetiologiemodellen und Interpretationen in der Psychiatrie zu fragen. Dabei wird die Vielfalt der Einflüsse aus Philosophie, Anthropologie, Ethnologie, Religionen, Psychologie, Soziologie, Biologie mit Anatomie und Physiologie, spez. Neurowissenschaften deutlich.

Spurensuche in der Kulturgeschichte der Psychiatrie: „psychische Krankheiten" sind kulturelle Konstruktionen, entsprechend auch ihre Begründung in Seele, Gehirn, Gesellschaft und die Behandlungsvorschläge zwischen Geistheilen und Gehirnchemie und -chirurgie. Vorstellungen, Begriffe, „Wissen", die Achtung vor der Würde, die Ethik des Denkens und Handelns sind zu befragen.

Verlag Wissenschaft & Praxis

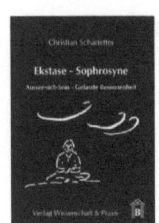

Christian Scharfetter

Ekstase – Sophrosyne

Ausser-sich-Sein
– Gefasste Besonnenheit

2008, 76 S., € 16,00
ISBN 978-3-89673-471-6

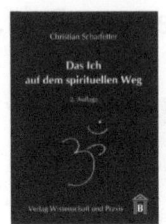

Christian Scharfetter

Das Ich auf dem spirituellen Weg

Vom Egozentrismus
zum Kosmozentrismus

2008, 2. Aufl., 152 S., € 18,00
ISBN 978-3-89673-442-6

In der Ekstase (Ausser-sich-Sein) ist ein Mensch aus dem Alltagsbewusstsein mit dem Ich/Selbst-Erleben und den kognitiven Funktionen (Orientierung in Raum, Zeit, Kausalität, Logik, Realitätsbezug etc.) heraus geraten, mit vielen möglichen Gefühlen. Hier werden die Bedeutungen, die Begrifftraditionen, die Phänomenologie dargelegt und die Frage nach der Persönlichkeit von ekstasedisponierten Menschen in ihrem jeweiligen kulturellen Kontext erörtert.

Die Erfahrung der Existenz mit ihren Grenzsituationen ist der Ausgangspunkt für den Aufbruch der Bewusstseinsentfaltung zu personenüberschreitenden – und damit transpersonalen – Horizonten. Spiritualität wird als grundsätzliche Lebensorientierung mit entsprechender Ethik universaler (auch ökologischer) Verantwortlichkeit aufgefasst.

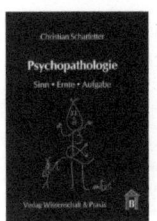

Christian Scharfetter

Psychopathologie

Sinn • Ernte • Aufgabe

2008, 128 S., € 18,00
ISBN 978-3-89673-443-3

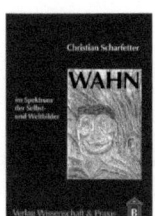

Christian Scharfetter

Wahn

im Spektrum der Selbst-
und Weltbilder

2003, 108 S., € 16,00
ISBN 3-89673-202-1

Psychopathologie hat das Menschengemeinsame von gesund und krank im Auge. Die Philosophie klärt Wissen und Wissensgewinn, Perspektiven und Methodik, differenziert Erkennen, Deuten, Verstehen, Erklären. Die Ethik der helfenden Fürsorge bewegt zum Fragen nach den Entstehungsbedingungen von psychopathologischen Manifestationen und deren therapeutischer Beeinflussbarkeit. Die Anthropologie klärt das Menschenbild und die Vorstellungen von der Psyche. Die Historik zeigt die Entwicklung der Konzepte.

Der Mensch ist grundsätzlich gefährdet, sich in seinen Selbst- und Weltentwürfen zu verirren. Aber nur wenige solcher Sonderwege (im religiösen, philosophischen, politischen, fachspezifischen, alltagspraktischen Sinn) führen in den Wahn im Sinne der Psychiatrie. Wahn ist keine „nur" in der Pathologie des Gehirnes, seiner vernetzten Bahnen zu suchende „Sache", auch keine grundsätzliche Neuschöpfung eines kranken Menschen.

Verlag Wissenschaft & Praxis

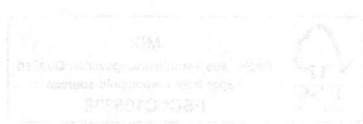

Printed by Lühr Plucos GmbH
in Hamburg, Germany

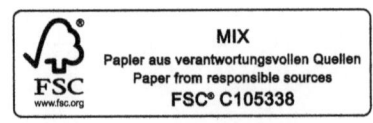

Printed by Libri Plureos GmbH
in Hamburg, Germany